尿失禁

秦惠基 编著

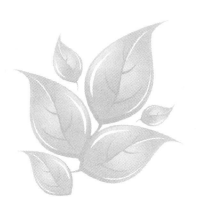

甩掉难言之隐 不再尴尬

轻松防治尿失禁

迎接健康 迎接美好生活

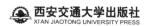 西安交通大学出版社
XI'AN JIAOTONG UNIVERSITY PRESS

图书在版编目(CIP)数据

尿失禁/秦惠基编著. —西安:西安交通大学出版社,
2016.5
(问天问地不如问博士)
ISBN 978 - 7 - 5605 - 8416 - 4

Ⅰ.①尿… Ⅱ.①秦… Ⅲ.①老年人-尿失禁-防治
Ⅳ.①R694

中国版本图书馆 CIP 数据核字(2016)第 066951 号

书　　名	尿失禁	
编　　著	秦惠基	
责任编辑	王银存	

出版发行	西安交通大学出版社
	(西安市兴庆南路 10 号　邮政编码 710049)
网　　址	http://www.xjtupress.com
电　　话	(029)82668357　(029)82667874(发行中心)
	(029)82668315(总编办)
传　　真	(029)82668280
印　　刷	西安建科印务有限责任公司

开　　本	880 mm×1230 mm　1/32　印张 3.375　字数 51 千字
版次印次	2017 年 1 月第 1 版　2017 年 1 月第 1 次印刷
书　　号	ISBN 978 - 7 - 5605 - 8416 - 4
定　　价	10.00 元

最近这半年来，王女士的小便好像越来越不受控制了。大笑、用力咳嗽、蹲下捡东西……只要是爆发性的小动作，都会有小便漏出来。有时是一两滴，有时更多。

"门"没关严！原因几何？

我们每个人体内都有一道控制小便的"阀门"，当骨盆底肌肉松弛无力时，"阀门"对尿道的控制力就会减弱，如果遇上腹腔压力陡然增大的姿势，比如大笑、打喷嚏、加速疾走、提重物，就会不由自主地"漏尿"。鉴于漏尿与腹腔压力之间的联系，医生称之为"压力性尿失禁"。

俗语说："人有三急"，急着解小便有时会使人十分狼狈。

最近媒体报道，一位老年妇女在公交车上，尿急难忍，要求司机停车并开车门，让其下车解决，未获准，情急之下，该老年妇女脱下裤子，在车上方便了，有人大呼不文明。但老年妇女确有难言之隐，再不解决，裤子及下身全湿，更是尴尬。

尿不自觉流出谓之尿失禁。据统计，老年人 $30\%\sim40\%$ 患尿失禁。老年妇女的发病率甚至高达 70%。随着我国进入老龄化社会，尿失禁的老年人与日俱增，严重影响老年人的生活方式及生活质量。女性尿失禁的问题更加突出，严重影响患者的生活质量。重症患者由于经常漏尿,尿液长期侵蚀刺激会导致外阴皮肤红肿、痒痛,甚至感染、溃烂,引起泌尿系统炎症、结石,甚至影响肾脏功能。患病的女性还会对性生活产生恐惧。一般情况下,轻中度的尿失禁患者都不会去医院就诊,而是自己忍着。究其原因,可能是由于患者因感到难堪而不愿和医生讨论这个问题,还有的人误以为这是一种老年化的正常反应,使得很多能被治愈或控制的病情拖延了下来。其实,尿失禁既可预防,也完全能被控制或治愈,尤其是能进行早期治疗。因此,一旦出现尿失禁,应及时到正规医院妇产科或泌尿外科就医。

随着我国人口老龄化,尿失禁的老年人与日俱增,为了关爱老年人,使老年尿失禁患者对其有一个更好、更全面了解,特编成此书。全书共分五部分:第一部分为基本知识;第二部分为病因病机;第三部分为诊断鉴别;第四部分为治疗和预后;第五部分为预防和养护。另有附录介绍与尿失禁相关的泌尿系统供读者参阅。全书用问答形式编写,共111个问题。这是一本适合基层医护人员及老百姓随时随地阅读的参考读物。

秦惠基

2016 年 3 月于华中科技大学同济医学院

<<< Contents 目 录

尿失禁的诊断鉴别

尿失禁的治疗和预后

尿失禁的预防和养护

附录　泌尿系统

尿失禁的基本知识

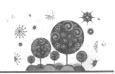

1. 什么是尿失禁?

国际尿控协会将尿失禁定义为"任何尿液不自主流出"。通俗说:尿失禁就是由于膀胱括约肌损伤或神经功能障碍而丧失排尿自控能力,使尿液不自主地流出。由于某种原因使膀胱不能保持正常的约束功能,尿液不由自主地流出,叫做尿失禁。从字面上看,就是小便不受控制,自主流出来。对于生活来说,这是比较尴尬的,直接会影响到工作和生活。

2. 尿失禁给患者生活带来哪些影响?

尿失禁对患者生活带来较多麻烦和不便,以中老年女性更为常见。随着老龄化社会的到来,女性尿失禁的问题更加突出,严重影响患者的生活质量。有一半以上的中老年女性都受到过尿失禁的困扰,其中有近一半患者的生活质量因此而受到影响。患者因害怕尿不自主流出,湿透裤子,担心咳嗽或打喷嚏会引起尿失禁,每到一处最关心的是厕所在哪里,担心身上会出现难闻的气味而不敢参加社交活动,担心别人会取笑等。重症患

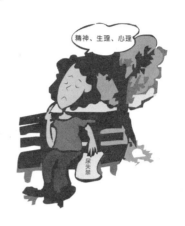

者由于经常漏尿,尿液长期侵蚀刺激会导致外阴皮肤红肿、痒痛,直至感染、溃烂,引起泌尿系统炎症、结石,甚至影响肾脏功能。患病的女性还会对性生活产生恐惧,一项研究表明,67％的患者的性生活质量受到影响,近 1/3 患者在性生活时会发生漏尿,以至性生活索然无味,一般情况下,轻中度的尿失禁患者都不会去医院就诊,而是自己忍着。究其原因,可能是患者因感到难堪而不愿和医生讨论这个问题,还有的人误以为这是一种老年化的正常反应,使得很多能被治愈或控制的病情拖延了下来。其实,尿失禁既可预防,也完全能被控制或治愈,尤其是如果能进行早期治疗。因此,一旦出现尿失禁,应及时到正规医院妇产科或泌尿外科就医。

3. 尿失禁可以分为哪几类？

国际尿控协会2003年推荐将尿失禁分为三类。

（1）压力性尿失禁　也叫张力性尿失禁，指当咳嗽、喷嚏、大笑、起立时腹压突然增高、尿液失去控制而不由自主地流出。压力性尿失禁是女性最常见的尿失禁类型，各年龄段女性均可发病，但以肥胖的中老年妇女较常见。有关数据显示：该病在我国中老年女性中的发病率为50%左右。典型症状是患者在站立时因咳嗽、大笑、打喷嚏、举重、跑跳、上楼梯及剧烈活动时使腹压突然增高而尿液不自主的由尿道流出。轻者只是偶尔流出数滴，重者则经常不断滴沥。

压力性尿失禁根据临床表现可分为三度。Ⅰ度：咳嗽、大笑、打喷嚏、用力、剧烈活动时发生尿失禁。Ⅱ度：站立、行走、屏气等轻微用力时或由坐位站起时即可发生尿失禁。Ⅲ度：尿失禁与活动无关，卧位时即可发生尿失禁，即尿失禁随时随地均可发生。

（2）急迫性尿失禁　可由部分性上运动神经元病变或急

性膀胱炎等强烈的局部刺激引起,由于强烈的逼尿肌无抑制性收缩而发生尿失禁,患者有十分严重的尿频、尿急症状。急迫性尿失禁患者会有突然想上厕所,但在上厕所的途中,因忍耐不住而尿出来的情形。由于女性本身器官结构上的不同,女性通常较易发生;但男人在 50 岁以上,有前列腺肥大的患者也常常可以看到这种情形。

女性患有这类尿失禁,可能是因为发炎,如急性膀胱炎,常因细菌使得膀胱黏膜红、肿、膀胱容量减少,加上细菌的刺激,使得膀胱发生不稳定的收缩,有一些尿就马上想去厕所;也可能是因为工作紧张、压力大、焦虑情绪或神经性膀胱而造成膀胱肌肉的反应过敏,无法抑制膀胱收缩而引起尿失禁。

(3)混合性尿失禁 指既有尿急等急迫性尿失禁成分,又有因咳嗽、大笑、打喷嚏、举重、跑跳、上楼梯及剧烈活动时使腹压突然增高而尿液不自主的由尿道流出等压力性尿失禁成分。

4. 按发病原因尿失禁有哪些类型?

(1)真性尿失禁 又称完全性尿失禁,指尿液连续从膀胱中流出,膀胱呈空虚状态。常见的原因为外伤、手术或先天性疾病引起的膀胱颈和尿道括约肌的损伤。还可见于女性尿道口异位、膀胱阴道瘘等。

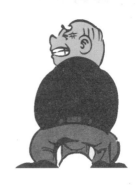

（2）溢性尿失禁　又称假性尿失禁,指膀胱功能完全失代偿,膀胱过度充盈而造成尿不断溢出。溢性尿失禁是由于下尿路有较严重的机械性(如前列腺增生)或功能性梗阻引起慢性尿潴留,当膀胱内压上升到一定程度并超过尿道阻力时,尿液不断地自尿道中滴出。该类患者的膀胱呈膨胀状态。

（3）无阻力性尿失禁　是由于尿道阻力完全丧失,膀胱内不能储存尿液,患者在站立时尿液全部由尿道流出。

（4）反射性尿失禁　是由完全的上运动神经元病变引起,排尿依靠脊髓反射,患者不自主地间歇排尿(间歇性尿失禁),排尿没有感觉。

（5）急迫性尿失禁　膀胱收缩不受抑制,急迫性尿失禁可由部分性上运动神经元病变或急性膀胱炎等强烈的局部刺激引起,患者有十分严重的尿频、尿急症状。由于强烈的逼尿肌无抑制性收缩而发生尿失禁。通常继发于膀胱的严重感染。

（6）压力性尿失禁　一过性压力增高时不能有效地防止尿液流出,压力性尿失禁是当腹压增加时(如咳嗽、打喷嚏、上楼梯或跑步时)即有尿液自尿道流出。引起该类尿失禁的病因很复杂,需要进行详细检查。压力性尿失禁主要见于女性,特别是多次分娩或产伤者,偶见于尚未生育的女性。

5. 根据病程时间尿失禁分为哪三类?

(1)暂时性尿失禁　尿路感染,急性精神错乱性疾病,药物如安眠药与镇静剂,心理性疾病如抑郁症等引起的尿失禁。

(2)长期性尿失禁　大脑皮质疾患(中风、痴呆等),损伤尿道括约肌或骨盆神经的手术,脊髓疾患,充溢性尿失禁,糖尿病、前列腺疾病、酒精中毒,膀胱疾患等引起的尿失禁。

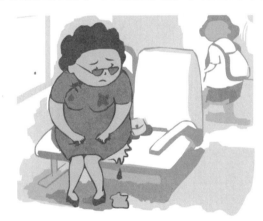

(3)中老年女性尿失禁　女性更年期的特殊性,多次分娩造成子宫下垂的老年妇女,有过泌尿生殖器手术史的妇女,妇女产后小便不能自禁等引起的尿失禁。

6. 按程度尿失禁分为几类？

（1）轻度　仅在重度的应力下（如咳嗽、打喷嚏、抬重物时）才有尿失禁。

（2）中度　在走路、站立、起身时等轻度应力下有尿失禁现象。

（3）重度　不管在何种活动或姿势下都会有尿失禁现象。由于尿失禁的症状轻重不一，治疗方法也各异。对轻中度压力性尿失禁可采用非手术治疗，而对重度的压力性尿失禁宜采用手术治疗。

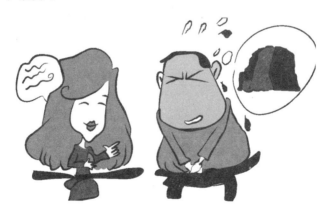

7. 尿失禁有无传染性？

尿失禁无传染性。

8. 尿失禁有何相关症状和并发疾病?

尿失禁相关症状有尿频、尿急、逼尿肌反射亢进等。尿失禁常见并发症有湿疹、骨折、抑郁症。

9. 尿失禁患者医院就诊应该去哪个科室?

患者去医院可在外科或泌尿外科就诊。

10. 尿失禁是否属于医保范围?

尿失禁属于医保范围。三类医疗保险(城镇职工基本医疗保险、城镇居民基本医疗保险和新型农村合作医疗)政策范围内按相关支付比例可予以报销。

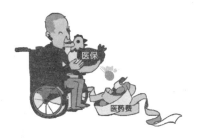

11. 老年与尿失禁有什么关系?

尿失禁即膀胱内的尿不能控制而自行流出,尿失禁可发生于各年龄组的患者,但以老年患者更为常见。据报道,60岁以上的老年人中 30%~40% 患有不同程度的尿失禁,其中女性多于男性。由于老年性尿失禁较多见,致使人们误以为尿失禁是衰老过程中不可避免的自然结果。事实上,老年性尿失禁的原因很多,其中有许多原因可控制或避免。尿失禁不是衰老的正常表现,也不是不可逆的,应寻找各种原因,采取合理的治疗方法。

老年人群的尿失禁发生率很高,随着世界老龄化进程的加速,患有尿失禁的老年人数量呈指数增长。

无论如何定义"年长"或"老年",这个年龄层的特点是多变性,个体差异较大,该年龄层既有那些能够积极参与社交活动和劳动的健康老年人,又有那些慢性疾病缠身、长期卧床、存在肢体或认知功能障碍的衰弱老年人。与体质衰弱者相比,健康老年人在社会表现和生理学上均与中年人相近。

12. 为什么年轻女性也会患上尿失禁?

社会风气日益开放,人们进行性交的年龄越来越小,年轻女性因尿道发炎而导致尿失禁的比率有上升的趋势。在过去两三年来,因性交引起尿道发炎导致膀胱过度活动而求医的年轻女性,增加了 10%～20%。性交所引起的尿道发炎,也可造成膀胱内膜发炎,进而导致尿失禁,约有 13% 的妇女患上尿失禁。

13. 中青年女性患病率是多少？

中青年女性尿失禁主要为压力性尿失禁，老年女性则以混合性尿失禁较常见。在所有年龄中，压力性尿失禁最常见，为 49％，其次为混合性尿失禁（29％）和急迫性尿失禁（22％）。

14. 成年女性患病率是多少？

成年女性尿失禁患病率为 30.9％。压力性尿失禁、急迫性尿失禁和混合性尿失禁分别为 18.9％、2.6％ 和 9.4％，随年龄增加而增长，分别为 61％、8％ 和 31％。

尿失禁的病因病机

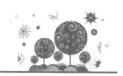

15. 老年尿失禁的病因有哪些?

（1）中枢神经系统疾患　如脑血管意外、脑萎缩、脑脊髓肿瘤、侧索硬化等引起的神经源性膀胱。

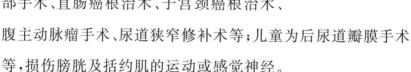

（2）手术　如前列腺切除术、膀胱颈部手术、直肠癌根治术、子宫颈癌根治术、腹主动脉瘤手术、尿道狭窄修补术等；儿童为后尿道瓣膜手术等，损伤膀胱及括约肌的运动或感觉神经。

（3）尿潴留　前列腺增生、膀胱颈挛缩、尿道狭窄等引起的尿潴留。

（4）不稳定性膀胱　膀胱肿瘤、结石、炎症、异物等引起不稳定性膀胱。

（5）妇女绝经期后　雌激素缺乏引起尿道壁和盆底肌肉

张力减退。

（6）分娩损伤　子宫脱垂、膀胱膨出等引起的括约肌功能减弱。

16. 压力性尿失禁的原因有哪些？

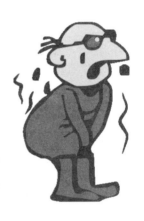

正常的储尿及排尿都是在膀胱压力与尿道压力相互协调下进行的。膀胱充盈达到一定程度,就会产生压力,反射到大脑,尿液就会在主观意识控制下通过尿道排出。正常排尿需要大脑、传入传出神经、膀胱、尿道、盆底肌肉群的共同作用。任何原因造成的储尿期膀胱压力过高或尿道阻力下降,都会造成压力性尿失禁。常见原因有以下几方面。①女性自身特点及产伤——女性的尿道本来就比较短,加之分娩时盆腔肌肉会受到不同程度的损伤,对盆腔内一些器官的支撑能力下降,因而易导致压力性尿失禁。临床发现,正常分娩的女性尿失禁的患病率比剖宫产者高。②肥胖——中老年女性腹部脂肪堆积较多,腹压较高,对膀胱会产生较大的压力。③雌激素水平下降——更年期后女性雌激素水平降低,使尿道黏膜变薄、张力下降。④精神因素——紧张、压力大、焦虑情绪可造成膀胱肌肉的反应过敏,使其因无法抑制膀胱收缩而引起尿失禁。⑤手术损伤——盆腔器官的手术直接损伤了盆底肌肉群和神经会导致压力性尿失禁。⑥种族因素——大规模的调查显示,亚洲人的尿失禁患病率高于欧洲人的患病率。

17. 尿失禁是怎样发病的?

(1)膀胱颈部功能丧失 不管男性还是女性,膀胱颈部(交感神经所控制的尿道平滑肌)是制止尿液外流的主要力量。在男性,近侧尿道括约肌功能完全丧失(如前列腺增生手术后)而远侧尿道括约肌完好者,仍能控制排尿如常。如远侧尿道括约肌功能同时受到损害,则依损害的轻重可引起不同程度的尿失禁。在女性,当膀胱颈部功能完全丧失时会引起压力性尿失禁。受到体神经(阴部神经)控制的尿道外括约肌功能完全丧失时,在男性如尿道平滑肌功能的正常,不会引起尿失禁,在女性可引起压力性尿失禁。

(2)逼尿肌无反射 这类患者的逼尿肌收缩力及尿道闭合压力(即尿道阻力)都有不同程度的降低,逼尿肌不能完全主动地将尿液排出,排尿须依靠增加腹压。当残余尿量很多,尿道阻力很低时可有压力性尿失禁;尿潴留时可发生充溢性尿失禁。

（3）逼尿肌反射亢进　逼尿肌反射亢进有时可发生三种不同类型的尿失禁：①完全的上运动神经元病变可出现反射性尿失禁；②不完全的上运动神经元病变有部分患者可出现急迫性尿失禁，这些患者常伴严重的尿频、尿急症状；③有些患者在咳嗽时可激发逼尿肌的无抑制性收缩而引起尿液外流，症状类似压力性尿失禁。患者无尿频、尿急和急迫性尿失禁，用压力性尿失禁的手术治疗效果不佳。

（4）逼尿肌括约肌功能协同失调　有时可能发生两种不同类型的尿失禁。一类是在逼尿肌收缩过程中外括约肌出现持续性痉挛而导致尿潴留，随后引起充溢性尿失禁。另一类是由上运动神经元病变引起的尿道外括约肌突然发生无抑制性松弛（伴或不伴逼尿肌的收缩）而引起尿失禁。这类尿失禁患者常无残余尿。

老年性尿失禁正常的排尿和随意控制与一系列复杂的生理性反应有关，随着膀胱充盈，膀胱壁牵张感受器向骶部脊髓发出信号，膀胱容量达临界值时，脊髓反射（排尿反射）刺激膀胱排空，排空过程由逼尿肌节律性收缩及尿道外括约肌松弛来完成，排尿随意控制由大脑皮质的神经元回路抑制排尿反射来完成，随意控制需要个体注意膀胱排空阈值，避免在达到阈值前排尿,形成尿失禁,也就是说,要感觉膀胱充盈的程度,抑制反射性收缩,直到需排尿的程度,在无抑制的膀胱收缩或咳嗽、喷嚏引起的压力骤增时还需闭合尿道以防止尿失禁,随意排空膀胱的能力在维持随意控制方面也具有重要意义,以上各环节在适当时候不能正常发挥作用,即可出现尿失禁。

18. 尿失禁发病不同人种有无差异?

白色人种女性的压力性尿失禁患病率高于黑色人种及黄色人种女性的患病率。

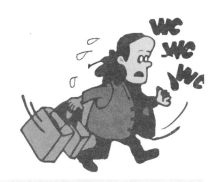

19. 家庭遗传因素对尿失禁发病有无影响?

如果母亲或其姐妹患有尿失禁,该女性患尿失禁的相对危险度将增加3倍。

20. 尿失禁发病与哪些解剖结构异常有关?

先天性的输尿管或尿道发育异常或尿瘘都可导致尿失禁,如尿道-阴道瘘、膀胱-阴道瘘、膀胱-子宫瘘。

21. 神经系统疾病是怎样影响尿失禁发病的?

神经系统的先天性发育异常、损伤或退行性变都可能导致神经源性膀胱和尿失禁。

22. 产后尿失禁的发生与哪些因素有关?

尿失禁的发生率与产后尿失禁的发生有显著相关性。生育的胎次与尿失禁的发生呈正相关性;初次生育年龄在20～34岁的女性,其尿失禁的发生与生育的相关度高于其他年龄段。经阴道分娩的女性比剖宫产的女性更易发生尿失禁。行剖宫产的女性比未生育的女性更易发生尿失禁,使用助产钳、吸胎器和缩宫素等加速产程的助产技术同样有增加尿失禁的可能性,大体重胎儿的母亲发生尿失禁的危险性也大。

23. 盆腔脏器脱垂与压力性尿失禁的发生有无关系?

盆腔脏器脱垂患者盆底支持组织平滑肌纤维变细、排列紊乱、结缔组织纤维化和肌纤维萎缩可能与压力性尿失禁的发生有关。阴道前壁支撑组织缺损(膀胱疝)往往导致膀胱颈过度活动,表现为压力性尿失禁。约有30％膀胱疝的患者尿流动力学检查表现为逼尿肌过度活动,临床上往往存在急迫性尿失禁。另外,盆腔脏器脱垂患者也可表现为排尿困难,当其脱垂纠正后可能才表现出尿失禁。

24. 盆腔手术及放疗与尿失禁发生有无关系?

尽管盆腔手术及放疗可能导致支配下尿路的神经支配受损从而出现尿失禁,但是目前仍缺乏相关证据。

25. 年龄与尿失禁患病率是什么关系?

随着年龄增大,女性尿失禁患病率逐渐增高,高发年龄为45～55岁。年龄与尿失禁的相关性可能与随着年龄的增长而出现的盆底松弛、雌激素减少和尿道括约肌退行性变等有关。但老年人压力性尿失禁的发生率趋缓,可能与其生活方式改变有关,如日常活动减少。

26. 尿失禁的发生率与哪些常见疾病有关?

老年人往往伴随的常见病,如慢性肺部疾病、糖尿病、慢性心功能不全或行动不便,都会增加尿失禁的发生率。

27. 肥胖与压力性尿失禁的发病率有何关系?

肥胖女性压力性尿失禁的发病率显著增高,减肥可降低尿失禁的发生率。

28. 腹压增加与发生压力性尿失禁有关系吗?

慢性便秘、肺部疾病、吸烟及高强度体育锻炼都会导致腹压的增加,可能促使解剖和压力传导上的缺陷更早发生,从而发生压力性尿失禁。

29. 什么药物可导致尿失禁?

一些药物的不良反应可能直接或间接地影响控尿机制,从而导致尿失禁,具体的药物见下表。

药物名称	对下尿路的影响
乙醇	镇静、活动障碍、利尿
α受体阻滞药	压力性尿失禁
抗胆碱能药物	尿潴留、充溢性尿失禁
利尿药	尿量增加、尿频、尿急
血管紧张素转化酶(ACE)抑制药	慢性咳嗽、压力性尿失禁

30. 绝经怎么样影响尿失禁的发生?

绝经后雌激素下降,阴道黏膜萎缩,以及反复的泌尿系感染都会增加尿失禁的发生,因此,临床上也主张采用雌激素进行治疗。但是近期有关资料对雌激素作用提出质疑,认为雌激素替代治疗可能加重尿失禁的症状。

尿失禁的诊断鉴别

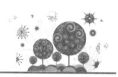

31. 尿失禁患者常发生什么并发症?

尿失禁的常见并发症有阴部湿疹、溃疡、泌尿系感染、菌尿,甚至容易引起跌倒和骨折,个别可引起抑郁症等。

32. 症状评估对尿失禁诊断的价值何在?

尿失禁的初步评估包括病史、体格检查、实验室检查和基础专科检查,通过初步评估可以获得患者病情的初步信息,排除潜在相关的器官特异性情况,由此建立一个初步诊断。根据医师经验或疾病特定的治疗原则,结合患者症状严重程度和治疗意愿,权衡潜在的风险和收益比,选择治疗方法或者推荐更复杂的专科检查。

不同年龄、性别人群的初步评估方法存在一定差异,不存在一个适合所有患者的"万能评估模式"，尿失禁合并女性盆腔器官脱垂或男性前列腺增生需要特殊评估程序。儿童先天性尿失禁和成年人尿失禁的病因存在很大差异，对于那些同时存在储尿期和（或）排尿期异常，特别是存在上尿路损害特殊危险因素的神经源性膀胱患者，经常需要进一步的精确评估。

病史可以采用问卷交流形式获得，简明的病史包括患病时间、症状、病情变化、治疗情况等。此外，病史中应包括现在和过去相关疾病史、手术史、妇产科病史及药物使用情况等。详尽全面的病史采集，可以对尿失禁的类型、程度做出初步判断，并为进一步的检查提供线索。

不同类型的尿失禁表现的特征不同。根据尿失禁不同的原因、症状和病理生理机制，可以分为急迫性尿失禁、压力性尿失禁、充溢性尿失禁及混合性尿失禁等。详细全面地询问病史可以了解到尿失禁的频率、发生时间、尿失禁的量、诱发因素、伴随症状、采用的保护措施、饮食影响等信息。下尿路症状虽然不能作为疾病的最终诊断，但症状可以提示或表明下尿路可能存在的病理情况，如尿路感染、出血等。

男性尿失禁需要关注患者的既往手术史、有无放射治疗史。目前使用的药物是否引起多尿，有无前列腺增生或肿瘤的家族病史,有无性功能障碍及排便功能障碍等病史。青年男性如果无盆腔手术史、外伤史,很少发生尿失禁,若有这样的患者要注意有无神经源性膀胱功能障碍的可能。同时要询问患者的用药史,排除药物影响引起的尿失禁。

对于前列腺切除术后患者的评估要注意其尿失禁的严重程度,尿失禁的类型等。严重程度可根据患者1天发生尿失禁的次数来判断。排尿日记和尿垫试验也可以来判断尿失禁的严重程度。

33. 何谓下尿路症状?

国际尿控协会将下尿路症状分为储尿期、排尿期和排尿后症状。

◎ **储尿期症状**

(1)膀胱过度活动症　尿急,伴有或不伴急迫性尿失禁,常伴有尿频和夜尿增多的症候群,诊断膀胱过度活动症之前应排除潜在的代谢或病理状态。尿急指突然出现的强烈的排尿欲望,并且很难被延迟。

(2)尿失禁　任何不自主地漏尿。应进一步描述相关因素,如尿失禁的类型、频率、严重程度、促发因素和对生活质量影响及日常采取哪些防护措施等,如使用尿垫的种类和数量、更换内衣和外衣的次数等,患者的治疗意愿和期望值等。

◎ **排尿期症状**

膀胱出口梗阻、尿道狭窄、盆腔脏器脱垂、逼尿肌收缩力低下等原因都可以导致出现排尿期症状。常见症状有排尿迟缓、排尿中断(间断性排尿)、排尿踌躇、排尿费力、尿末滴沥等。

◎ **排尿后症状**

排尿后症状指排尿后立即出现的症状。常见的有排尿不净感和排尿后滴沥。

34. 怎么样用临床表现来诊断不同类型的尿失禁?

压力性尿失禁,急迫性尿失禁和混合性尿失禁各有不同的临床表现,根据这些表现,可以及时诊断尿失禁,并可确定是哪一类型。

◎ **急迫性尿失禁**

这种类型的尿失禁包括膀胱不稳定、逼尿肌反射亢进、膀胱痉挛和神经源性膀胱(未抑制膀胱)、尿失禁与逼尿肌收缩未被控制有关。

未能抑制逼尿肌收缩的原因有妨碍中枢神经系统控制的神经系统疾病或损伤,如脑血管意外、脑瘤、痴呆、帕金森病、多发性硬化或脊髓损伤、尿路感染、粪便嵌顿、前列腺增生症、子宫脱垂和膀胱癌等引起的膀胱或尿道局部炎症或激惹也可产生膀胱功能失调,不良的排尿习惯如频繁排尿可引起不稳定膀胱,反复的低容量排尿使膀胱不能容纳正常量的尿液,出现尿频和尿急,典型的急迫性尿失禁发生在膀胱充盈度较高时。

◎ **压力性尿失禁**

当腹压增加时(如咳嗽、打喷嚏、上楼梯或跑步时)即有尿液自尿道流出。压力性尿失禁在女性较为常见,在男性较为少见,也可发生在尿路手术如前列腺切除术后。一般认为女性压力性尿失禁的原因是围产期造成的盆底支持组织损伤,尿液漏出的确切机制仍有争论,从解剖结构变化方面解释,膀胱底与尿道呈正常的锐角时,体力活动期间能将压力同时传递到尿道和膀胱,故在膀胱内压增加时尿道压力也增加,防止尿液流出,当尿道失去支持,位置改变后,腹压急剧升高时压力传递到膀胱,而尿道压力无变化,导致尿失禁,以功能角度来解释压力性尿失禁者,认为是未能有意识地控制盆底肌肉所致,也就是说在腹内压一过性升高时尿道远端括约肌没能收缩,绝经后女性的压力性尿失禁常伴有萎缩性阴道炎。

◎ 充溢性尿失禁

由于下尿路有较严重的机械性(如前列腺增生)或功能性梗阻引起尿潴留,当膀胱内压上升到一定程度并超过尿道阻力时,尿液不断地自尿道中滴出。这类患者的膀胱呈膨胀状态。当长期充盈的膀胱压力超过尿道阻力时即出现充溢性尿失禁,其原因可以是无张力(不能收缩)膀胱或膀胱流出道功能性或机械性梗阻,无张力膀胱常由脊髓创伤或糖尿病引起,老年患者膀胱流出道梗阻常由粪便嵌顿引起,便秘的患者约55.6%有尿失禁,流出道梗阻的其他原因有前列腺增生,前列腺癌及膀胱括约肌协调不能,个别病例属精神性尿潴留。

◎ 功能性尿失禁

患者能感觉到膀胱充盈,只是由于身体运动,精神状态及环境等方面的原因,忍不住或有意地排尿。

尿失禁老年患者的尿流动力学检查结果,发现逼尿肌活性是女性尿失禁的主要原因,占61%,其中半数患者同时有逼尿肌收缩障碍,女性尿失禁的其他原因有压力性尿失禁,逼尿肌活性降低和流出道梗阻,男性患者中病因也以逼尿肌反射亢进为主,其次是流出道梗阻,35%的患者至少有两种可能的原因并存,逼尿肌反射亢进伴有膀胱收缩障碍时,可使患者发生尿潴留,酷似前列腺增生的表现,治疗与膀胱收缩性正常者有别。

◎ **无阻力性尿失禁**

由于尿道阻力完全丧失,膀胱内不能储存尿液,患者在站立时尿液全部由尿道流出。

◎ **反射性尿失禁**

由完全的上运动神经元病变引起,排尿依靠脊髓反射,患者不自主地间歇排尿(间歇性尿失禁),排尿没有感觉。

35. 怎么样对尿失禁患者进行体格检查?

体格检查的重点在于检查是否存在导致尿失禁的病因,有利于治疗方式的选择。尿失禁患者的体格检查主要包括一般检查、腹部检查、会阴生殖器检查和神经系统检查几个部分。

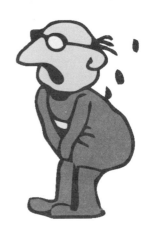

◎ **一般检查**

一般检查包括身高、体重及 BMI 指数等。另注意腹部有无手术瘢痕、有无腹部和腹股沟疝,骶尾部皮肤有无凹陷、隆起等异常,下腹部有无膨胀的膀胱及膀胱充盈程度,有无脊柱发育畸形等。

◎ **腹部检查**

腹部检查要注意有无手术瘢痕,有无异常腹部条纹及包块,这些的存在可能说明患者有压力性尿失禁及盆腔脏器脱垂。尽可能进行肾触诊,观察有无膀胱功能障碍及神经损伤,膀胱有无充盈等。若是在老年患者触及充盈膀胱常说明其残余尿量大于 300 毫升。

◎ **会阴区/生殖器检查**

男性尿失禁的检查集中于直肠指检(DRE)、下肢和会阴的神经检查。直肠指检包括触诊前列腺的大小、质地、对称性及与周围器官的关系。应仔细检查外生殖器(阴茎、阴囊、睾丸和附睾)。男性压力性尿失禁患者(如前列腺切除术后)应在站立位,通过咳嗽动作来检查。同女性一样,还应检查皮肤有无表皮脱落和皮疹。

女性尿失禁的盆腔检查首先要了解会阴和生殖器。注意会阴局部皮肤有无尿失禁引起的表皮脱落或红斑。发现任何解剖异常、萎缩、表皮脱落或与尿失禁和使用尿垫有关的皮肤红斑都应引起注意。应该观察阴道上皮有无萎缩,雌激素化良好的阴道上皮较厚,色粉红伴有横向皱褶;雌激素水平低下的阴道上皮较薄,色苍白无皱褶。理想的情况应该是在膀胱充盈(检查尿失禁和脱垂)和排空时(检查盆腔器官)分别进行阴道检查。阴道检查注意观察有无膀胱膨出、子宫的位置,增加腹压判断有无子宫脱垂,有无阴道前壁、后壁膨出等异常情况。

怀疑存在压力性尿失禁时,患者处于截石位,膀胱适度充盈,嘱患者做咳嗽或增加腹压动作时,观察是否同时有尿液自尿道不自主流出,证实是否存在压力性尿失禁。女性压力性尿失禁患者还要评价膀胱颈的移动性,尤其当咳嗽或增加腹压时是否有盆底器官脱垂。评价盆底肌功能及患者进行盆底肌收缩的能力。

棉签试验、诱发试验和膀胱颈抬举试验主要应用于女性压力性尿失禁患者。棉签试验是测量膀胱颈和尿道移动性的一种简单方法。步骤如下:将润滑消毒后的棉签通过尿道插入膀胱,手法应轻柔,一旦进入膀胱,将棉签退至阻力点即膀胱颈水平,记录相对水平面的静息角度,嘱患者用力加压,测量角度变化。尿道过度移动定义为静息角度或加压角度超过30度。但有多个研究得出的结论是,单纯依靠棉签试验不能进行预测尿道的过度移动。

尿瘘不同于尿失禁。尿瘘指尿液自尿道以外的其他部位流出,也称为尿道瘘,主要包括尿道-阴道瘘、膀胱-阴道瘘、膀胱-子宫瘘、输尿管-阴道瘘等。

直肠检查主要评价肛门紧张度、盆底肌功能、粪便的硬度等。直肠指检可以通过观察及触摸检查直肠有无解剖异常，它是评估儿童及男性患者盆底肌最简单的方法。此外，直肠检查也是判断儿童尿失禁是否由于粪便堵塞引起的必要检查。女性患者也需要进行直肠指检来判断括约肌张力（包括休息和活动时），并检测有无粪便嵌塞或直肠肿块。

◎ 尿道检查

尿道外口可以观察形态、颜色，有无息肉、肉阜，有无异常分泌物，有无因长期尿失禁导致的尿道周围及会阴部皮肤的异常改变等情况。尿道内部情况一般需要通过膀胱镜进行检查，检查尿道通畅情况，有无狭窄、梗阻、息肉或憩室等异常状态，膀胱颈是否有抬高等情况。

部分先天性尿道憩室患者并无症状，无须治疗。有症状的患者可能会反复发生膀胱炎，有尿频、排尿困难、性交困难及尿失禁等症状。临床体检时可以在尿道下部发现肿块。通常尿道是很柔软的，如果憩室与尿道相通，它可能会分泌出脓性分泌物，有时憩室内会有结石形成。

◎ 盆腔脏器脱垂检查

阴道腔检查，包括前壁、顶部、后壁和会阴中心腱。检查前壁时，嘱患者先处于截石位，张开窥阴器，用其后叶插入阴道并向后方退缩,示意患者用力和咳嗽来评价膀胱、尿道和宫颈移动及压力性尿失禁。接下来检查顶部及其支持结构,正常包括宫颈、子宫或子宫切除后的阴道残端。如果存在阴道脱垂,应该通过手法或子宫托使其复位以便显示潜在的压力性尿失禁。部分患者阴道脱垂未复位时不出现压力性尿失禁,但是阴道脱垂复位后又出现者称为隐匿性压力性尿失禁。检查完前壁和顶部,旋转叶片使阴道前壁慢慢退缩。检查后壁和穹隆观察有无后壁脱垂(直肠膨出)。慢慢后退窥阴器时,可以看到一条横沟将肠疝与其下方的直肠膨出分开,伸入直肠的手指可以"顶起"直肠膨出,而不能"顶起"肠疝。通过阴道和直肠触检,可以检查会阴中心腱和阴道直肠隔来评价患者的盆底强度和自主收缩盆底肌的能力。如果患者有压力性尿失禁病史,但是截石位未漏出,应该于站立位重新检查。患者站立于检查者前方,一脚置于矮凳上,嘱其咳嗽和用力,观察有无尿液漏出及盆腔脏器脱垂情况。

　　盆腔脏器脱垂是盆腔脏器从其正常位置向前或向下移位称为盆腔脏器脱垂(POP)。传统分类有子宫脱垂、膀胱膨出和直肠膨出。

36. 尿失禁患者要进行哪些辅助检查?

诊断尿失禁除根据临床表现外,有时还要进行一些辅助检查,包括实验室检查、尿动力学检查及影像学检查等。

37. 实验室检查包括哪些内容?

实验室检查有尿常规、尿培养、尿素氮、肌酐、血清钾、血清钠、血清氯、血糖,如排尿记录提示患者有多尿现象,应行血糖、血钙、白蛋白检查,如尿频尿急同时伴有镜下血尿,应除外泌尿系结核。

38. 尿液分析及尿细胞学检查有何意义?

对于泌尿科的患者,尿液检查是最基本的检查,可以提供很多有用的信息。完整的尿液检查包括化学检查及镜检。对于尿失禁的患者,尿常规检查不是特异性诊断检查,是一项筛查,可以用来检查有无血尿、蛋白尿、菌尿及脓尿。

膀胱癌、泌尿道感染、尿道狭窄、膀胱结石等均可引起膀胱过度活动症状。虽然血尿或脓尿在这些情况下不常出现,但还是要进行尿常规检查排除这些疾病。尿液分析不是一个单一的测试,全面的尿液分析包括化学的和微观的检查。白细胞酯酶和亚硝酸盐提示患者可能存在尿路感染。很大比例的老年慢性病患者有膀胱过度活动症状时多伴有菌尿,有时伴有脓尿。男性患者尿路感染引起的膀胱过度活动症往往没有急迫性尿失禁的表现。镜下血尿通过尿常规检测有红细胞可以很容易发现。这项检查非常重要,因为血尿在 3 年内有 $4\%\sim5\%$ 转变为泌尿系统疾病或恶性肿瘤的可能。建议对出现血尿的患者进行尿细胞学检查,特别是有吸烟史或肿瘤家族史的患者,这样有助于膀胱原位癌和膀胱癌的早期诊断。

39. 尿失禁患者进行血肌酐检查有何意义?

血肌酐的浓度取决于机体的产生、摄入与肾脏的排泄能力。临床上血肌酐检查主要用于对肾功能的评价,是反映肾小球滤过率的较好指标。尿失禁患者进行血肌酐的检查有利于与其他病症的鉴别。膀胱过度活动症患者很少会出现慢性肾病,有研究表明存在下尿路症状的男性发生肾衰竭的概率小于 1%,但对于老年高龄患者、合并糖尿病等内科疾病的患者必须监测肾功能。

40. 尿失禁患者进行残余尿量测定有何意义?

残余尿量是指在一次正常排尿后仍残留在膀胱内的尿液量。残余尿量可通过超声或导尿进行测量。残余尿量超过膀胱容量的30%(通常超过50~100毫升)则有临床意义。

残余尿量的测量可在排尿后即刻通过导尿法或使用便携式超声波扫描仪测量膀胱体积计算得出。有研究比较了应用超声波与导尿法测量的残余尿量两者之间的差异,发现便携式超声扫描获得的残余尿量的准确性为85%~94%,所以两种测量方法准确性基本相当。

残余尿量增加合并膀胱高压可能导致上尿路问题。如果残余尿量增多的同时伴随泌尿系感染,可能需要治疗残余尿量增多,因为在感染的残余尿量存在的情况下,尿路感染不可能被根除。残余尿量的显著增多会降低功能性膀胱容量,同时会导致尿急、尿频、急迫性尿失禁以及夜尿增多的出现。

目前没有循证医学的研究确认残余尿量正常范围的上限。一般认为,如果残余尿量低于50毫升意味着膀胱排空完全,而残余尿量大于200毫升认为膀胱没有完全排空,并需要相应处理。国际前列腺增生委员会推荐将残余尿量在50~100毫升作为正常值的上限。

41. 尿失禁患者进行膀胱镜检查有何意义？

原发性尿失禁一般不需要膀胱尿道镜检查。膀胱尿道镜检查可考虑应用于：①急迫性尿失禁患者，用于排除导致镜下血尿的其他病因（如膀胱肿瘤、间质性膀胱炎、反复感染）；②复发的尿失禁术前检查；③膀胱阴道瘘；④下尿路术后尿失禁；⑤尿失禁手术过程评估膀胱损伤。

42. 尿失禁患者进行尿动力学检查有何意义？

尿动力学检查能保证诊断的准确性，如患者经一般检查不能确诊，或经验性保守治疗失败，或准备进行手术治疗前均应行尿动力学检查，对老年人来说尿动力学检查是安全可靠的。尿动力学检查在确定原发性异常及提示可行的治疗方法上意义十分重要。

43. 怎么样进行逼尿肌过度活动的尿动力学检查？

一般行充盈期膀胱测压即可了解患者有无逼尿肌过度活动。患者半坐位，留置尿道测压管和直肠测压管，检查开始时采用低速灌注（10毫升/秒），并嘱患者咳嗽，或屏气增加腹压以刺激膀胱,如逼尿肌出现双相收缩波并超过 15 厘米水柱,同时有尿急或急迫性尿失禁即可诊断逼尿肌过度活动(如为神经损伤所致,这种过度活动称之为无抑制收缩,神经源性膀胱类型为逼尿肌反射亢进),如患者经刺激未出现逼尿肌过度活动现象,可中速(50 毫升/秒)或快速(100 毫升/秒)灌注膀胱,最大限度诱发逼尿肌过度活动现象,灌注量 100 毫升以内出现逼尿肌活动现象有明显的临床意义,接近膀胱最大容积时正常人也有可能出现逼尿肌收缩。

44. 怎么样进行压力性尿失禁的尿动力学检查?

压力性尿失禁尿动力学检查的主要目的是除外逼尿肌过度活动,由于尿道内留置测压导管,患者即使平时有压力性尿失禁现象,但检查时不一定能诱发出来,可以通过压力性尿道压力描计了解后尿道有无下移或腹压性漏尿点,压力测定判断尿道固有括约肌的功能,并以此对压力性尿失禁进行分类和决定手术方式,如仅有尿道下移因素,单纯膀胱颈悬吊术能取得很好的疗效,如存在尿道固有括约肌缺失,则需要行袖带式膀胱颈悬吊术或膀胱颈后尿道黏膜下移植物注射。

45. 怎么样根据发作方式区别不同类型的尿失禁?

根据患者的临床表现可得出初步的诊断,急迫性尿失禁的患者常在有强烈的排尿紧迫感时出现尿失禁,不能及时到达厕所,急迫性尿失禁典型的诱因是听到流水声,正想要去厕所,望见厕所或天气寒冷;压力性尿失禁的患者常有诱发尿失禁的体力活动如咳嗽、喷嚏、举重物、由坐位站起及上楼梯等。

体格检查应寻找自主神经功能不全,粪便嵌顿,神经系统疾病,前列腺增生和盆腔疾病的体征,实验室检查无须太全面,主要包括尿常规、尿培养及生化方面的检查,有血尿时进行尿脱落细胞学检查,排尿后导尿观察残余量可发现充溢性尿失禁。

46. 诊断尿失禁应与哪些疾病相鉴别?

有些疾病其症状与尿失禁相似,应进行鉴别诊断,这些疾病包括:①漏尿;②输尿管口异位;③结核。

47. 漏尿是怎么回事?

漏尿是尿液从不正常的经路流出,如产伤造成的膀胱–阴道瘘。

48. 输尿管口异位是怎么回事?

尿液不流入膀胱,在女性从尿道口旁或阴道流出,在男性(极少见)则从尿道流出,但都是正常排尿。

49. 结核是怎么回事?

结核所致的严重膀胱炎或高度的膀胱挛缩,也有尿不断从尿道中流出,但有泌尿系结核的表现,造影检查可确诊。

50. 什么是尿垫试验,如何评价?

尿垫试验可以检测一定时间段内发生的尿失禁,并通过在标准化状况下测量尿垫重量变化来量化尿失禁的量。尽管未被国际尿控协会高度推荐,尿垫试验仍被认为是评估尿失禁的一个选择。尿垫

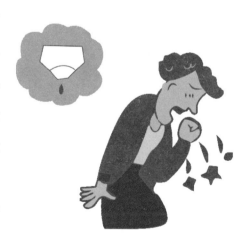

试验可以诊断尿失禁但不能确定其原因。

尿垫试验的检测时间可以从不到 1 小时至 72 小时不等。短时的尿垫试验(1～2 小时)通常在医师诊室内设计特定状态下(活动或运动)进行。如果患者膀胱容量恒定,不超过 1 小时的短期尿垫试验结果大多数是可靠的。尿量在 50% 最大膀胱容量时的一个 20 分钟的尿垫试验,患者在 20 分钟内要攀登 100 步、咳嗽 10 次、跑步 1 分钟、洗手 1 分钟、跳跃 1 分钟。

国际尿失禁咨询会推荐的 1 小时尿垫试验方法是试验前 15 分钟让患者喝水 500 毫升,然后完成一系列的运动。1 小时尿垫试验把尿垫重量增加超过 1 克定义为结果阳性。

较长时间的 24 小时尿垫试验可以在家中进行,目的是使尿失禁的测定更接近现实生活。由于并未设定运动方式,24 小时尿垫试验对压力性和急迫性尿失禁都可以进行量化。

根据第三届国际尿失禁咨询会议意见,24 小时尿垫重量增加超过 1.3 克表示结果"阳性"。但也有学者认为 24 小时尿垫重量增加不超过 8 克都为"正常"。

在 24 小时、48 小时及 72 小时尿垫试验中,尿垫重量增加值和更换尿垫的数量都是较为可靠的参数。建议试验结束,就应该立刻询问患者试验结果是否与其主观感受相吻合,比日常情况轻还是重。如果患者认为比日常状态明显增多或减少,则记录下相关信息,必要时则重复试验。有文献表明,超过 24 小时更长时间的尿垫试验并不比 24 小时尿垫试验明显优越。

尿垫试验是尿失禁常规评价中有价值的方法,还可用于临床和试验研究中的结果测定。如果要求短时间检测,可以在膀胱容量恒定条件下,在诊室或病房进行 20~60 分钟的尿垫试验。如果要求更接近"现实生活"的精确检测,可以进行 24 小时或更长时间的尿垫。

51. 什么是染料试验,有何价值?

怀疑患者存在尿失禁,但无法证实患者所描述的漏尿症状时,可以用染料试验协助检测。当怀疑漏出物并非真正尿

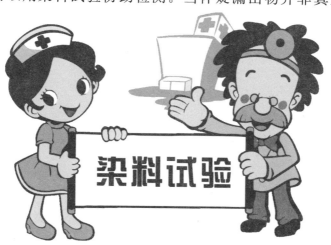

液(如阴道分泌物、术后的腹腔或盆腔血清液)或怀疑存在尿道外尿失禁(尿瘘)时,染料试验则用处更大。

如果怀疑存在膀胱-阴道瘘,可以将亚甲蓝或靛胭脂注入膀胱,置一纱垫于阴道内,纱垫的里边部分蓝染表明存在膀胱阴道瘘。如果纱垫显示有漏尿但不被蓝染,应怀疑是否有输尿管-阴道瘘,这时可行双染料试验,即口服非那吡啶(使肾尿液着色),同时膀胱内注入蓝色染料(使膀胱内容物着色)。

尿失禁的治疗和预后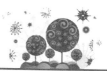

52. 尿失禁治疗的主要原则是什么？

（1）尽可能减少不必要的卧床以纠正诱因。

（2）治疗急性的神志模糊。

（3）通便。

（4）用雌激素治疗阴道炎或尿道炎。

（5）急性尿路感染时用抗生素。

（6）停用或替换致尿失禁的药物如安眠药、三环类抗抑郁药、精神抑制药、强利尿药、降压药及抗胆碱药物等纠正代谢紊乱的药。

（7）"关门"有方！三大手段来相助。腹腔压力猛然增大是"漏尿"的外因，但是生活要大笑、咳嗽、打喷嚏、下蹲无数次，我们自己没把"门"关紧才是问题的关键。下面是几招把"门"关紧的方法。①提肛运动。方法如下：收缩阴道及肛门，上提,维持 2~3 秒后放松。可以在排尿时试着中断小便,如果能成功,就是用对了肌肉(中断小便的方法只是测试肌肉收缩得对不对,不能经常练习,否则会有尿液回流、泌尿道感染的危险)。每天要做 300~500 次,可以分数次完成,想起来就坐一小会儿,等车的时候,开会的时候……至少坚持 1~2 个月。这种锻炼既治标又治本,如果能坚持下来的话会收到不错的效果,同时还可以将阴道紧缩。②药物疗法。略为严重的"漏尿",在坚持盆底肌肉锻炼的同时可以加一些药物治疗。现在市场上治疗"漏尿"的药物不多,主要是一些 α 受体激素类的药物,效果不错,但是它只能在一定程度上改善症状,有的人难免需要长期服药。还有一类就是雌激素类药物,但副作用也确实存在,应该在医生的指导下服用。③微创手术疗法。传统手术比较复杂、创伤性大、容易复发,而现在的 TVT 悬吊术非常简单、创伤性小、不易复发、无需拆线,所谓 TVT 悬吊,就是把一种特殊聚丙烯材料制成的吊带放入体内,当腹腔内压增加时,吊带可以相对抬起压迫尿道,抑制尿液漏出。这种吊带在体内不会引起炎症,不会渐渐松弛伸长,不会被组织吸收、消化,至少可以保持 25 年不磨损。如果有朝一日,我们突然发现关不紧"门"了,千万不要自暴自弃摔"门"而去。我们可以到医院泌尿科就医,进行检查,确认"漏尿"的程度,才好找到"关门"的方法。

53. 什么程度的压力性尿失禁宜采用手术治疗？

由于尿失禁的症状轻重不一,治疗方法也各异。对轻中度压力性尿失禁可采用非手术治疗,而对重度压力性尿失禁宜采用手术治疗。

54. 压力性尿失禁总的治疗原则是什么？

压力性尿失禁总的治疗原则是加强盆底支持组织对盆腔脏器的支托力,恢复膀胱颈和尿道的正常解剖位置,增加尿道控尿的能力。

55. 压力性尿失禁的常用治疗手段有哪些？

◎ 加强盆底肌肉治疗

压力性尿失禁的主要病因是患者的尿道括约肌不能控尿,支持膀胱的盆底肌肌力减弱,所以,压力性尿失禁的治疗目标是加强盆底肌的肌力,以及改善尿道括约肌功能。

加强盆底肌是进行盆底肌锻炼,以促使盆底肌的肌力复原。这种方法可单独使用,也可结合生物反馈技术和电刺激、阴道托或尿道夹来治疗。

（1）盆底肌锻炼法　盆底肌锻炼法也称 Kegel 锻炼法，该方法能加强盆底肌的力量，从而改善尿道括约肌功能。实践证明，这一方法能提高压力性尿失禁患者的控尿能力。盆底肌锻炼方法简单，患者容易掌握，但效果有赖于动作正确和长期坚持锻炼。盆底肌锻炼的方法是有意识地收缩盆底肌肉 20～30 次，每次 3～5 秒，每天 3 组，坚持 6～8 周方可见效。有报告显示，该方法的有效率可达 77%。

（2）阴道球　有些女性患者用阴道球来锻炼盆底肌肉，阴道球是放入阴道的一种重物装置，患者需努力收缩盆底肌肉以维持阴道球在一定位置。收缩应维持 15 分钟。这种锻炼需每天 2 次，4～6 周后约 70% 女性患者的症状会有所改善。

（3）生物反馈技术　假如患者不能正确完成盆底肌锻炼法，生物反馈技术能帮助患者识别相应的肌肉群，从而完成盆底肌锻炼。该技术是一种正性加强方法，治疗时将电极放于患者腹部和肛门周围。有时会在女性患者的阴道内或男性患者的肛门内置入一传感器，以监测盆底肌肉的收缩，传感器会辨认哪块肌肉在收缩，哪块肌肉在休息。这样，治疗时借此帮助患者辨认正确的肌肉收缩以完成盆底肌锻炼。这一技术的应用可使 75% 患者的症状得到改善。

（4）电刺激治疗　电刺激是指用低频电流刺激盆腔神经

或阴部神经引起反射性刺激,通过神经回路增强尿道括约肌收缩或者直接刺激盆底肌收缩以加强控尿能力。神经和肌肉受到刺激后形成冲动,兴奋交感通路并抑制副交感通路,抑制膀胱收缩,达到治疗膀胱过度活动症的目的。操作方法:电刺激主要通过携带电池或者电源动力的刺激器完成。电刺激可以选择不同的波形、频率、强度、电极放置位置的组合,提供很多种治疗方案。电刺激适用于:①盆底肌薄弱者;②压力性、急迫性及混合性尿失禁和膀胱过度活动症患者;③原发性括约肌功能不全者。对于压力性尿失禁患者使用间断的脉冲频率为 $35\sim50\,Hz$ 的刺激时,盆底肌通常会产生很好的收缩。对于急迫性尿失禁患者建议使用持续的低频($5\sim10\,Hz$)交流电刺激来抑制逼尿肌过度活动。电刺激治疗禁忌在月经期或妊娠期进行。疗效:电刺激治疗尿失禁的治疗效果不一,其作用的原理尚不明确,很难区分其疗效为电刺激治疗效果还是安慰剂效应。

(5)磁刺激治疗　同电刺激不同,体外进行磁刺激的目的是刺激盆底肌和骶神经根,并且不需要在肛门或阴道插入探针。操作方法:患者坐于治疗椅上,座椅中有磁性发生器,通过外部电源控制。坐位时患者的会阴部位于治疗椅的中心,盆底肌和括约肌正好位于脉冲磁场区域的作用轴上。无论何种尿失禁,一个标准的疗程包含高频和低频的 20 分钟持续刺激。低频刺激诱发一种脉冲式肛提肌收缩,而高频刺激则产生一种很强的强直性收缩。医师根据治疗计划及患者调节刺激强度至舒适水平。磁刺激的优点是可以穿着衣服进行治疗,不需要皮肤准备,体表没有电极,无需针刺等有创操作。这种刺激为非特异性,与组织相互作用后,磁波不会明显衰减。因此,其他肌肉、神经甚至子宫也能对刺激产生反应。大部分患者很认可这种治疗。它的不足是治疗期间要在诊所或医院重复进行刺激。

(6)阴道托或尿道夹　这些装置可以确切地支撑膀胱和尿道或有助于尿道的闭合。若想了解这些特殊装置的应用详情,请向医生咨询。

◎ **药物治疗**

治疗压力性尿失禁的另一常用方法是药物治疗,其目的是加强尿道括约肌的功能。有三类药物可加强括约肌的功能:α肾上腺素能受体激动剂、抗胆碱能药物和雌激素。请谨记,药物治疗应遵循医生处方。

(1)肾上腺素能受体激动剂　此类药物是治疗压力性尿失禁最常用的药物,这类药物能通过增加尿道括约肌的闭合能力来治疗压力性尿失禁。

（2）抗胆碱能药物　某些病例可采用抗胆碱能药物治疗，例如，溴化丙胺太林、丙米嗪、盐酸羟丁宁。

（3）雌激素　雌激素可用于治疗绝经后妇女的压力性尿失禁。雌激素具有增加尿道括约肌的张力和血供作用。有口服雌激素片剂，也有经阴道给药的霜剂，但疗效尚有争议。另外，有乳腺癌、宫颈癌、子宫癌的压力性尿失禁患者不应接受雌激素药物治疗。

◎ **手术治疗**

只有当患者进行了全面检查并明确尿道功能障碍的真正原因后才考虑手术治疗。选择手术治疗的患者在期望受益的同时也应考虑潜在的危险。

手术方式可以通过支撑膀胱尿道于正常位置以使其恢复正常功能，如无张力经阴道中段尿道吊带术，也可以通过缩紧尿道括约肌来达到治愈尿失禁的目标。男女患者手术的方式基本相似，但手术的适应症和治疗效果有所不同。

手术治疗的方法包括后尿道注射硬化剂、各种悬吊术、人工尿道括约肌置入术及尿道延长或折叠术等。

预后：对于严重的压力性尿失禁，药物治疗在于改善症状。在仔细选择患者的情况下手术治疗有 75%～95% 的治愈率。患者有以下情况时预后会较差：有手术失败史、局部有其他病变、有全身性疾病。这些将影响正常的愈合过程或增加手术操作技术的难度。

56. 对轻中度患者可采用什么方法？

对轻中度患者采用方法：①盆底肌肉群的康复训练；②西药治疗；③中医药治疗。

57. 怎么样实施盆底肌肉群的康复训练？

实施盆底肌肉群的康复训练包括三方面：①盆底肌锻炼；②膀胱功能锻炼；③盆腔生物学反馈治疗。

58. 怎么样进行肛提肌和耻骨肌锻炼？

肛提肌锻炼（即收缩肛门），每收缩一下持续 10 秒以上，每次至少进行 15～30 下，每天 3 次。耻骨肌锻炼为排尿过程中主动中断排尿，之后再继续排尿的重复锻炼，该方法有助于尿道括约肌功能的恢复。

59. 怎么样进行膀胱功能锻炼？

按规定时间排尿，并逐渐延长排尿的时间间隔，以逐步增加膀胱容量；用意识控制膀胱的感觉刺激，重建大脑皮质对膀胱功能的控制，将排尿次数减少为每 3～4 小时 1 次。

60. 怎么样实施盆腔生物学反馈治疗？

根据患者的阴道大小分别置入不同规格的阴道圆锥，让患者收缩阴道将其夹持住，并逐渐增加圆锥的重量，以增强患者阴道的收缩力。生物学反馈治疗可外接测压装置，以对阴道收缩力进行测定，并通过测压装置屏幕显示给患者，直观地指导患者正确掌握收缩方法、提高盆底锻炼效果。这些方法简单、有效，坚持 3～6 个月后有效率可达 70％～100％，且无任何副作用。

61. 对轻中度患者可采用什么西药治疗？

如使用盐酸米多君片、黄酮哌酯等，中老年女性还可补充适量的雌激素作为辅助治疗。但药物都有一些副作用，因此一定要在医生的指导下用药，且不宜长期使用。

62. 对轻中度患者可采用什么中医药治疗？

中医药治疗的疗效肯定，无明显副作用，如服用补中益气汤、缩泉丸、桑螵蛸散、巩提丸、固浮汤等中药,亦可进行穴位按压配合艾灸。另外,针灸中极、关元、足三里、三阴交等穴位也有增强盆底肌肉群收缩的作用。

63．控尿手术的目的是什么?

控尿手术的目的是提升膀胱颈的位置、支撑尿道中段或增加尿道阻力(人工尿道括约肌)。近年来开展的"吊带术"手术具有微创、疗效好、术后恢复快等优点。

64．尿失禁治疗的一般措施有哪些?

(1)限制液体摄入(尤其是夜间)。

(2)白天定时排尿。

(3)限制黄嘌呤如含黄嘌呤的咖啡或茶的摄入。

(4)注意会阴部卫生及皮肤护理,避免褥疮及局部皮肤感染。

65．治疗尿失禁除药物疗法外还有什么方法?

有些患者宜于手术治疗,如前列腺切除术,压力性尿失禁的修复术等,能收到较好效果。有些患者可用行为疗法,生物反馈疗法或单纯的理疗。

66. 急迫性尿失禁用什么药?

对于未抑制膀胱(逼尿肌不稳定)最常用的药物是抗胆碱能的溴丙胺太林(普鲁苯辛),对逼尿肌的特异性较强,中枢神经系统不良反应较少,作用时间比阿托品长。有青光眼患者禁用,冠心病或前列腺病患者慎用,有流出道梗阻时的患者也应禁用。奥昔布宁(羟丁宁)具有平滑肌松弛作用和抗胆碱能作用,效果可更好,主要不良反应是口干。

67. 流出道功能不全用什么药?

对于括约肌功能不全引起的尿失禁,去甲麻黄碱对中枢神经的刺激性较小,效果要优于麻黄碱。有高血压和冠心病的患者慎用这些药物。丙米嗪对下尿路的作用较为复杂,也是有效的药物,该药除 α 协同剂作用外,也有轻度的抗胆碱能特性,有助于抑制逼尿肌的不稳定。严重的压力性尿失禁而不能手术者,有人主张联合应用去甲麻黄碱和普鲁苯辛。

68. 无张力膀胱用什么药?

对无张力膀胱最有效的药物是氯贝胆碱(乌拉胆碱),本药物的特异性较高,对中枢神经系统的效应小,作用时间较乙酰胆碱长,对肌张力失代偿膀胱的效果优于神经源性无张力膀胱。用药应排除机械性梗阻病变。氯贝胆碱的不良反应主要限于胃肠道,但在哮喘患者禁用,冠心病及心动过缓患者慎用。

69. 括约肌协同作用失调用什么药?

神经源性、功能性或药物如氯贝胆碱原因引起的括约肌协同失调导致流出道阻力增加,对这种情况最有效的方法是用α拮抗药降低括约肌张力,常用的酚苄明(苯氧苄胺)。其用小剂量时不良反应轻微,大剂量时见直立性低血压和反射性心动过速,但在老年人反射性心率增加的程序也有限。哌唑嗪也是有效的药物,对括约肌的选择性较强,有高血压和充血性心衰的患者更为适宜。

70. 如何实施老年性尿失禁的训练?

(1)间断排尿训练　即在每次排尿过程中患者控制暂停排尿3～5秒后再继续将尿液排出。

(2)提肛训练　患者取立、坐或侧卧位,与呼吸运动相配合。深吸气时，慢慢收缩尿道口和肛门，此时患者感到尿道口和肛门紧闭，并有使肛门向上提的感觉，接着屏气 5 秒，然后呼气时慢慢放松尿道口和肛门。这样每次连续收缩、放松训练 10 下，每天训练 3 次。上述两种训练方法都是对盆底肌和尿道括约肌的收缩训练，从而增强了膀胱和尿道括约肌的收缩力，不至于腹部压力一升高就出现尿失禁。患者在进行上述训练时一定要持之以恒，一般要训练 3～6 个月才能见效。

自我锻炼是一种简单易行而有效的治疗方法。具体方法为：在安静休息时（坐位或卧位均可），集中自己的意念，有意识地使肛门和会阴的肌肉群一次一次地收缩、舒张，就像解大便时，排出大便后有一次收缩那样。当肌肉收缩时，自己便会十分清楚地感觉到肛门向上提一下，一放松便感觉到肛门恢复至原来的松弛状态。有节律的重复收缩和舒张，使盆底肌群得到锻炼。每次可训练 3～5 分钟，每天锻炼次数不受限制，只要持之以恒，压力性尿失禁将能显著减少，甚至完全消失。

71．提肛运动方法怎么样操作？

提肛运动坐、卧和站立时均可进行。方法：思想集中，收腹，慢慢呼气，同时用意念有意识地向上收提肛门，当肺中的空气尽量呼出后,屏住呼吸并保持收提肛门 2~3 秒,然后全身放松,让空气自然进入肺中,静息 2~3 秒,再重复上述动作;同样尽量吸气时收提肛门,然后全身放松,让肺中的空气自然呼出。每天 1~2 次,每次 30 下或 5 分钟。锻炼中要避免急于求成,以感到舒适为宜,关键在于持之以恒。

72. 进行盆底肌肉康复训练有效果吗?

所谓盆底肌肉康复训练,是通过增强盆底肌肉和尿道肌肉的张力,提高肌肉对压力作用的反应性收缩力,从而改善尿道括约肌功能。这种训练简单易行、无创无痛、效果好且没有副作用。一般至少坚持 1~2 个月才开始有效果,而且至少需要持续一年以上的时间。

73. 中医针灸疗法应选什么穴位?

针刺中极、关元、足三里、三阴交等穴位,也可提升盆底肌的张力,从而改善膀胱功能。

◎ 中极

【定位】 在下腹部,前正中线上,当脐中下 4 寸。用于保健灸最好让医师给患者做好标记,以便患者施灸或家人施灸万无一失。

【解剖】 皮肤→皮下组织→腹白线→腹横筋膜→腹膜外脂肪→壁腹膜。浅层主要布有髂腹下神经前皮质和腹壁浅动、静脉的属支。深层主要有髂腹下神经的分支。

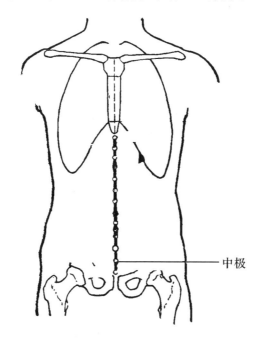

中极

【特性】 中极属膀胱经募穴,是膀胱之气结聚的部位,具有调节膀胱功能的作用。中极又系足三阴、任脉之所会。该穴具有补肾调经、清热利湿的作用,故可治疗遗尿、尿闭(该穴具有双向调节作用,即中医的异病同治)、腹痛、疝气。因任主胞宫,穴在腹部针刺中极穴可达到培元益精、理血暖宫的作用；又因任脉起于中极之下，以上毛际，循腹里，上关元，而前阴为宗筋所聚，故可治疗月经不调、带下、阴挺、不孕、遗精、阳痿等生殖系统疾病。

【主治】

中医病症：癃闭，遗尿，尿频，月经不调，带下，痛经，崩漏，阴挺，遗精，阳痿，疝气。

西医疾病：

(1)肾炎，泌尿系感染，尿潴留，遗尿，遗精，阳痿；

(2)痛经，闭经，不孕症，功能性子宫出血，胎盘滞留；

(3)坐骨神经痛。

【刺灸法】　直刺0.5～1寸，需在排尿后进行针刺；可灸；孕妇禁针。

◎ 关元

【定位】　在下腹部，前正中线上，当脐中下3寸。使患者仰卧，由脐中至耻骨联合上缘折用5寸，在脐下3寸处取穴。用于保健灸最好让医师给患者做好标记，以便患者施灸或家人施灸万无一失。

【解剖】　皮肤→皮下组织→腹白线→腹横筋腹→腹膜外脂肪→壁腹膜。浅层主要布有12胸神经前支的前皮支和腹壁浅动、静脉的属支。深层主要有第12胸神经前支的分支。

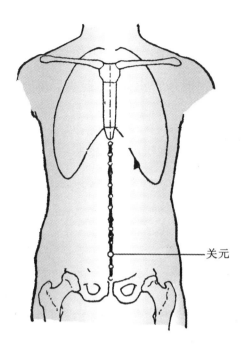

关元

【特性】　关元为一身之元气所在,属任脉,为手太阳小肠经之募穴。关元为生化之源,为男性藏精、女性蓄血之处,又为足太阴脾经、足少阴肾经、足厥阴肝经与任脉之交会穴。

【主治】

中医病症:

(1)虚劳羸弱,中风脱证,眩晕;

(2)阳痿,遗精,月经不调,痛经,闭经,崩漏,带下,不孕,遗尿,小便频数,癃闭,疝气;

(3)腹痛,泄泻。

西医疾病：

（1）肾炎，泌尿系感染，遗精，阳痿；

（2）痛经，功能性子宫出血，盆腔炎，不孕症，子宫脱垂，子宫内膜炎，胎盘滞留；

（3）高血压，肠炎，痢疾，全身衰弱等。

【刺灸法】　直刺 0.5～1 寸，需排尿后进行针刺；可灸；孕妇慎用。

◎ 足三里

【定位】　在小腿前外侧，当犊鼻穴下3寸，距胫骨前缘一横指（中指）。让患者正坐自然屈膝，以足掌放平为度，用本人之手虎口围住膝盖，食指放于膝下胫骨前缘，四指并拢，当中指尖处是穴位。

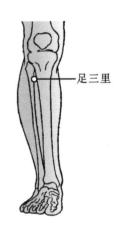

——足三里

【解剖】　皮肤→皮下组织→胫骨前肌→小腿骨间膜→胫骨后肌。浅层布有腓肠外侧皮神经。深层有胫前动、静脉的分支或属支。

【特性】　足三里为足阳明胃经五腧穴之一合穴，又是胃腑的下合穴。灸足三里能调整消化系统使之功能旺盛，吸收营养，增加能源，对全身各系统都有强壮作用。灸足三里有温中散寒、健运脾阳、补中益气、宣通气机、导气下行、强壮全身的作用,是成年人保健灸的名穴。常言道:"要得身体安,三里常不干。"

【主治】

中医病症:

(1)胃病,呕吐,噎膈,腹胀,腹痛,肠鸣,泄泻,便秘,痢疾,乳痈;

(2)虚劳羸瘦,咳嗽气喘,心悸气短,头晕;

(3)失眠,癫狂;

(4)膝痛,下肢痿痹,脚气,水肿,月经不调。

西医疾病:

(1)急、慢性胃肠炎,胃痉挛,胃、十二指肠溃疡,胃下垂,肠炎,痢疾,急、慢性胰腺炎,阑尾炎,肠梗阻,肝炎,消化不良,小儿厌食;

(2)高血压,冠心病,心绞痛,贫血,风湿热;

(3)支气管炎,支气管哮喘;

(4)肾炎,膀胱炎,遗尿,阳痿,遗精;

(5)功能性子宫出血,盆腔炎;

(6)头痛,失眠,神经衰弱,小儿麻痹,面神经麻痹,脑血管病,癫痫;

(7)眼疾,口腔疾患,耳聋,耳鸣。

【刺灸法】 直刺1.0～2.0寸。

◎ 三阴交

【定位】 在小腿内侧,当足内踝尖上3寸,胫骨内侧缘后方。从内踝至阴陵泉折作13寸,当内踝正中直上3寸之处取穴。或以本人食、中、无名、小指四指并拢放于内踝尖上便是。施灸者最好咨询医师,让其做好标记,以便施灸准确。

【解剖】 皮肤→皮下组织→趾长屈肌→胫骨后肌→长屈肌。浅层布有隐神经的小腿内侧皮支,大隐静脉的属支。深层有胫神经和胫后动、静脉。

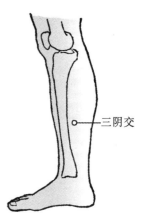
三阴交

【特性】 三阴交为足三阴经之交会穴,所以有主治肝、脾、肾三个脏的作用,此穴属脾经。有健脾和胃化湿、疏肝益肾、调经血、主生殖之功效。临床用于治疗泌尿、生殖及消化系统疾病。

【主治】

中医病症:

(1)月经不调,崩漏,带下,阴挺,经闭,难产,产后血晕,恶露不尽,不孕,遗精,阳痿,阴茎痛,疝气,小便不利,遗尿,水肿；

(2)肠鸣腹胀,泄泻,便秘；

(3)失眠,眩晕；

(4)下肢痿痹,脚气。

西医疾病：

(1)急、慢性肠炎,细菌性痢疾,肝脾大,腹水,肝炎,胆囊炎；

(2)肾炎,尿路感染,尿潴留,尿失禁,乳糜尿；

(3)功能性子宫出血,痛经,更年期综合征,阴道炎,盆腔炎,胎位异常,子宫下垂,难产；

(4)癫痫,精神分裂症,神经衰弱；

(5)高血压,血栓闭塞性脉管炎；

(6)荨麻疹,神经性皮炎,膝、踝关节及其周围软组织病变,糖尿病。

【刺灸法】 直刺 1.0～1.5 寸。

以上四个穴位对中老年人健康与保健作用显著,施灸方法简便,容易掌握,中老年患者只要医师指导一次,即可领会其全部操作要领。

74. 什么是雌激素替代疗法?

雌激素替代疗法:世界各国专家都积极主张应用雌激素替代疗法补充更年期妇女体内雌激素不足,以防治老年性阴道炎、压力性尿失禁、冠心病、骨质疏松症等。有些已绝经的老年女性使用雌激素替代疗法初期,会出现少量"月经"现象,这属正常现象,仍可继续应用,稍后会逐渐消失。由于个体差异对雌激素敏感性不同,应该在经验丰富的专家指导下实行个体化用药。既往患过子宫内膜癌、乳腺癌、宫颈癌、卵巢癌的人则不宜使用或慎用。除此之外,尿道黏膜皱襞变平或消失后,防御致病微生物上行感染的免疫力随之下降。因此,压力性尿失禁患者并发尿路感染率极高,雌激素替代疗法和抗感染应同时进行,才可在短期内获得满意疗效。

75. 怎么样选择适宜的治疗方法?

尿失禁是一种疾病,也是一种症状。对于尿失禁患者应进一步查明其原因,不能只满足于尿失禁的诊断。根据患者具体情况采取适宜的治疗方法,如药物、手术及功能训练等,同时应加强对患者的护理,预防并发症。

76. 怎么样调节尿失禁患者的生活方式？

生活方式因素在尿失禁的发病及其病情发展中起着重要的作用。调节尿失禁患者的生活方式的措施包括：

(1)减肥；

(2)降低咖啡因的摄入；

(3)减少液体的过度摄入；

(4)用富含纤维的食物治疗便秘；

(5)戒烟、治疗肺部疾病及咳嗽；

(6)避免剧烈运动；

(7)规律排尿(定时排尿)；

(8)改变体位。

77. 减肥对尿失禁治疗有帮助吗？

肥胖与尿失禁有一定的相关性,尤其是压力性尿失禁,原因在于肥胖导致的过度负荷可潜在并持续地破坏膀胱及盆腔器官的支持结构。在尿失禁的治疗中经验性地采取减轻体重的方法,能改善手术效果。

肥胖是发生尿失禁的独立危险因素之一。病态肥胖的妇女减轻体重可以明显地改善尿失禁,中度肥胖的妇女减轻体重也可以减少尿失禁的发生。对于病态肥胖及中度肥胖的女性患者减轻体重是降低尿失禁发生率的重要手段。根据目前的证据,保持正常的体重是预防尿失禁发生的重要因素。

78. 降低咖啡因的摄入有助于尿失禁治疗吗?

咖啡因是众所周知的神经系统刺激物,在体内和体外试验中均证实对逼尿肌有刺激作用,可促进逼尿肌不稳定收缩。

目前认为咖啡因是诱发膀胱活动过度症状的原因之一,因此,建议所有膀胱活动过度的患者减少咖啡因的摄入。

79. 减少液体的过度摄入有助于尿失禁治疗吗?

建议对有过量饮水情况的压力性尿失禁或膀胱过度活动患者减少饮水量,限制液体摄入。其基本原理是腹压漏尿点的压力与膀胱容量相关,因此,膀胱尿量较少时升高腹压引起尿失禁也较少,即使出现漏尿时量亦较少。

但是,过度的限制液体摄入会导致尿液浓缩,后者刺激膀胱导致逼尿肌过度活动和便秘,危害膀胱功能。因此,目前对于限制液体摄入的作用尚存在争议,最合适的方法是既保证正常的液体消耗量,而对于液体摄入量高出正常的患者建议进行液体限制。

　　建议尿失禁的患者避免摄入酒精类饮品、碳酸类饮料、酸性食品、高盐等。有研究发现食用蔬菜有利于降低膀胱活动过度的风险,食用水果有利于降低压力性尿失禁的风险。

80. 用富含纤维的食物治疗便秘有助于尿失禁治疗吗?

　　因便秘而长期用力排便、过度增加腹压,是导致盆腔器官脱垂和尿失禁的一个危险因素。便秘的女性发生压力性尿失禁和急迫性尿失禁的可能性更大,这可能与持续增加腹压引起盆底肌肉下降从而造成盆底阴部神经终末运动潜伏期延长有关。因此防治便秘对治疗尿失禁是有帮助的。

81. 戒烟、治疗肺部疾病及咳嗽有助于尿失禁治疗吗?

　　吸烟除了是肺部疾病、膀胱癌的主要危险因素外,目前还推测吸烟可能是诱发压力性尿失禁和膀胱过度活动症的一个危险因素。吸烟引发肺部疾病、咳嗽,进而可以诱发压力性尿失禁,尿中排泄的尼古丁和其他毒素可能刺激膀胱导致膀胱过度活动症。对于那些患有压力性尿失禁,尤其是与咳嗽相关的压力性尿失禁的患者,戒烟是有益的。肺部疾病,如哮喘及一些咳嗽性疾病和呼吸性窘迫均可加重女性尿失禁。

82. 规律排尿(定时排尿)对尿失禁治疗有帮助吗?

与主动排尿训练或者如厕训练方法相反,规律排尿这一训练方法适用于生活认知能力完整的患者。膀胱训练是膀胱活动过度和急迫性尿失禁患者最常进行的基础治疗。开始膀胱训练时,患者根据制订的固定时间间隔表定时排尿,大部分的时间,患者在将要发生尿急和尿失禁之前排尿。随着临床症状的改善,排尿间隔将逐渐延长,目的是在超过膀胱最大容积以前将尿液排空。

83. 改变体位对尿失禁治疗有帮助吗?

有循证医学证据显示可以通过改变体位来减少腹压增加引起的漏尿,当咳嗽或用力时,通过双腿的交叉或双腿向前屈曲交叉,可以减少腹压增加诱发的漏尿。另外,坐在椅子扶手上也可以帮助防止尿失禁。

84. 行为治疗的核心是什么?

正常的下尿路功能有赖于完整的解剖和神经肌肉机制的

相互协调,但控尿能力还需要后天的学习和正确的行为调节。行为治疗的核心是指教育患者了解自身情况,制订一系列治疗方案以减少或根治尿失禁的治疗。有时行为治疗被误认为只是限制饮水和定时排尿的组合,但实际上行为治疗的内容更为丰富。现在并无最好的行为治疗标准方案或方法,尽管不同的医师对行为治疗有各自的侧重点,但任何治疗方案均需教育患者了解正常泌尿道功能。盆底肌训练既属行为治疗(教育患者认识肌肉的解剖和功能、学习训练肌肉保持下尿路功能),也属于物理治疗(训练肌肉收缩力、增强控尿功能)。行为治疗可以减少尿失禁的次数,并且没有不良反应。另外,行为治疗可以辅助其他治疗方式应用,如配合药物或者手术治疗使用。

85. 行为治疗包括哪些内容?

行为治疗包括两项内容:

(1)膀胱训练;

(2)定时排尿。

86. 膀胱训练怎么样进行?

膀胱训练是指对自身排尿行为的修正,使自己重新获得控尿的能力。这种训练需要患者能控制尿急、延迟排尿或按时排尿,其目的是通过控制尿急和减少排尿次数,从而增加膀胱容量,改善膀胱过度活动症。

膀胱训练一般结合排尿时间表提醒患者不要过早的对尿急做出反应,有意识地延长排尿间隔,最后达到 2.5～3 小时排尿 1 次,逐渐使每次排尿量大于 300 毫升。患者在膀胱训练前、后各填写 3 天的排尿日记,以评价膀胱训练的效果。

常用的帮助减少尿急的方法:①消除外界刺激,如关掉水龙头;②更换体位,屈腿站立并交叉双腿会对一些患者有帮助;③压迫会阴,如坐在一些坚硬的物体如椅子扶手或一卷毛巾上;④收缩盆底肌,努力保持 20 度;⑤思考一些复杂问题来分散你的注意力,直到排尿感觉消退;⑥踮脚站立可能会对部分患者有帮助。

87. 膀胱训练以什么理念为基础?

膀胱训练需要患者主动参与,并以下面三种理念为基础:①学习掌握相关知识;②定时排尿;③积极的强化反馈。通过再教育可以让患者明白尿失禁的机制及可以控制尿急的方法,如分散注意力、放松情绪、自主收缩盆底肌等。膀胱训练一般先训练患者每小时排尿 1 次,在两次排尿间歇期患者必须控制和忍耐尿急感。对于那些平均排尿间隔少于 1 小时的女性,训练最初的排尿间隔可以更短一些(如 30 分钟或更短)。当两次排尿间隔达到 1 小时后,每周逐渐增加排尿时间间隔,直到达到每间隔 2～3 小时排尿 1 次。积极的强化反馈包括使用排尿日记自我监测,包括自我监测是否按进度训练、评价改善程度、是否需要调整排尿时间间隔等。医生应该在治疗期间检测训练进展,测定调整排尿间隔,每周至少 1 次提供积极的强化治疗计划。如果接受膀胱训练 3 周后仍然无效,医生应该重新评估患者,并考虑采取其他的治疗措施。

88. 膀胱训练的疗效受什么因素影响?

研究显示,病情的严重程度和膀胱训练前的治疗方法对膀胱训练的效果有一定影响;而年龄、种族、尿失禁的类型、产科病史、盆腔检查、体重指数、尿流动力学检查结果及有无精神压抑等,对膀胱训练的效果无明显影响。膀胱训练适用于有尿频、尿急症状及急迫性尿失禁或混合性尿失禁的患者。

89. 怎么样设计膀胱训练方案?

膀胱训练的典型设计一般由排尿间隔 1 小时开始(或根

据排尿日记选定更适当的间隔
时间），在达到控尿目的后，间
隔时间每次增加 15～30 分钟，
最终目标是排尿间隔时间 2～4
小时无尿失禁发生。如果膀胱
训练 3 周之后症状仍没有改

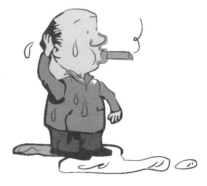

善，那么应重新评估患者并考虑选择其他的治疗方法。专家
普遍建议将膀胱训练作为女性尿失禁的一线治疗方法。药物
治疗通常最先使用，所有患者应该在个体化的基础上将药物
治疗与行为治疗相结合。

90. 用什么方法定时排尿？

定时排尿治疗自始至终要有一个固定的排尿时间表保持
不变。定时排尿的作用是通过规律排空膀胱，在发生尿失禁
前就排空膀胱而防止尿失禁发生。定时排尿主要应用于不能
单独如厕的患者，这需要有基本的公用设施，并且需要在夜间
每隔 2～4 小时提醒患者定时排尿的照护人员。这种方法也
可以应用于无尿频、排尿不规律的女性尿失禁门诊患者。

91. 定时排尿治疗的效果怎么样?

每隔 2～4 小时定时排尿对那些仅有轻度尿失禁但没有尿频的妇女是有益的。它对其他治疗方法也是一种有益的辅助,目前报道的改善率高达 79%。

92. 定时排尿与"膀胱训练"有什么不同?

膀胱训练应该与控制尿急的训练相结合,并经常联合使用抗胆碱能药物,特别是对于症状严重的患者和神经源性膀胱患者更应如此。与"膀胱训练"不同,"定时排尿"是指患者根据固定的时间间隔表排尿,通常每 2～4 小时 1 次,从而使那些排尿次数减少和(或)膀胱感觉减低的患者达到正常排尿频率。压力性尿失禁的患者可以进行定时排尿,当膀胱内储尿量减少时,即使腹压增加,漏尿的量也较少。膀胱容量正常的急迫性尿失禁患者也可以使用这种技术,典型例子是糖尿病所致的神经源性膀胱患者,他们没有正常的膀胱感觉,因此,会不适当地延迟排尿。

93. 老年性夜尿症如何诊断,如何治疗?

夜尿的定义是夜间醒来排尿 1 次以上,每次排尿之前和之后都入睡。与尿失禁类似,体质衰弱老年人的夜尿症通常是由多种因素引起的。夜尿症发病率随年龄增长而升高,据报道,80岁以上老年人,有90%每晚排尿1次,70～79岁的男性,将近50%夜间排尿2次以上。夜间排尿次数的增加很大程度上由老龄化带来的病理生理学改变引起。成年女性的夜尿症比男性多见,但60岁以后,夜尿症发生率的性别比率恰好相反。夜尿症与高血压、糖尿病、进展性肾功能不全、心血管疾病等慢性疾病有关。夜尿症对生活质量也有不良影响,包括抑郁和健康自理能力差,可能是影响睡眠造成的。

老年性夜尿症的病理生理改变通常是多方面的,低膀胱容量往往是男性膀胱活动过度、急迫性尿失禁或膀胱出口梗阻的表现之一;夜间多尿症常伴随睡眠紊乱。夜间尿量占24小时尿量的比例随年龄增长而增加,即使是无明显合并疾病的健康老年人也不例外。某些老年人夜尿症源于心功能不全、药物、外周水肿引起的机体液体负荷过重。

评价夜尿症的方式与尿失禁类似。推荐记录24小时排尿频率-容量表,包括夜间和白天每次排尿时间和尿量,排尿和入睡时的膀胱感觉。询问病史侧重于既往是否存在睡眠紊乱,如睡眠质量、白天睡意、鼾病、夜间腿脚运动等。体格检查注意是否存在膀胱过度充盈,是否存在下肢静脉功能不全、心力衰竭,超声心动图或脑钠肽睡眠检测可能有助于诊断。

治愈或完全解决夜尿症,在临床实践或研究中都是很难达到的。大多数治疗都只是一定程度上减少夜尿事件。患者主观评价是很重要的,包括一般满意度调查、夜尿相关困扰和夜尿带来的生活质量下降。治疗的另一项重要目标是减少夜尿引起的困扰。夜尿症治疗往往是多途径的,联合行为疗法、药物、睡眠紊乱治疗、夜尿特效药物的治疗。

行为疗法主要包括调整液体或钠盐的摄入,抬高双腿以缓解水肿。床旁准备便桶或尿池,居室内改造使达到厕所的路线最短并安全无障碍,充足的照明光线可减少夜间排尿时意外摔倒的风险,尤其是那些步态不稳和有其他意外摔倒危险的老年人。对下肢静脉功能不全或充血性心力衰竭患者,避免液体摄入过量,傍晚服用呋塞米有助于缓解夜间多尿和多尿症。给予持续性正压通气治疗睡眠呼吸暂停综合征可降低夜尿症的严重度。对既往失眠的患者,给予短效地西泮;对腿脚不安者,给予多巴胺能激动药,可改善睡眠质量。行为治疗、强化盆底肌训练,可减少女性以夜尿和尿频为主的尿失禁,夜尿症事件平均可每晚减少 0.5 次,比抗毒蕈碱类药物平均疗效好(每晚减少 0.3 次)。由于大多数夜尿症都有多种潜在病因,往往需要联合治疗。

被夜尿症困扰的老年患者应接受诊断评估,评估焦点是识别可能潜在的病因,包括夜间多尿症、既往睡眠紊乱、膀胱活动过度、急迫性尿失禁。夜尿症的治疗应集中于根本的病因。夜间多尿症患者应行致病因素评估和治疗,包括水肿、充血性心力衰竭、液体摄入类型和时间、睡眠呼吸暂停症等。

夜间多尿患者针对致病因素治疗无效或病因不确定时,可考虑傍晚时给 1 片呋塞米,并监测药效、容量变化、电解质、肾功能。当对行为疗法等治疗无效时,傍晚给予利尿药治疗,可减轻下肢静脉功能不全或慢性心力衰竭患者的夜尿症。若膀胱活动过度和(或)急迫性尿失禁是夜尿症的主要原因,可考虑应用抗毒蕈碱类药物。若夜尿症只是由失眠引起,则可考虑应用短效镇静催眠药。由于低钠血症的风险,体弱老年人不适宜应用去氨-d-精氨酸加压素。

94. 什么患者预后较好?

只要检查结果为功能性尿失禁的患者,配合药物治疗加上自我康复锻炼,是完全可以治愈的,一定要有信心。

尿失禁的预防和养护

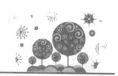

95. 怎么样预防尿失禁?

可从以下三个方面来预防尿失禁。

(1)防止尿道感染。

(2)有规律的性生活。

(3)加强体育锻炼。

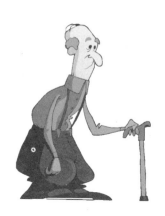

96. 怎么样防止尿道感染?

养成大小便后由前往后擦手纸的习惯,避免尿道口感染。性生活前,夫妻先用温开水洗净外阴,性交后女方立即排空尿液,清洗外阴。若性交后发生尿痛、尿频,可服抗尿路感染药物 3～5 天,在炎症初期快速治愈。

97. 更年期绝经后的妇女有规律的性生活对尿失禁的预防有什么帮助?

研究证明,更年期绝经后的妇女继续保持有规律的性生活,能明显延缓卵巢合成雌激素功能的生理性退变,降低压力性尿失禁发生率,同时可防止其他老年性疾病,提高健康水平。

98. 体质衰弱老年人的尿失禁与健康老年人的尿失禁医疗护理有何不同?

体质衰弱老年人的尿失禁不同于健康老年人的。前者尿失禁的病理生理学具有更广泛的疾病概念,更多地应以患者为中心,而不仅仅关注下尿路和神经控制上。体质衰弱的老年人尿失禁是由大量复杂相互作用的危险因素综合导致的,包括与年龄相关的生理学改变、并发症以及潜在的两者间的共同途径。有别于健康老年人的尿失禁,对体质衰弱的老年人来说,尿失禁的影响包括肢体功能损害、对护理人员的依赖、沉重的护理压力和管理制度化。

因此,体质衰弱的老年人尿失禁评估涉及更宽泛的医学和功能学的范畴。如果未意识到体质衰弱老年人尿失禁的多因素特点,将不仅仅限制临床护理、病因及治疗的研究,也将影响患者肢体功能和生活质量的改善。治疗不应是单一性的,许多相关的因素必须加以考虑。药物治疗须注意老年人药理学特点,药物联合治疗和不良反应的敏感性。

99. 如何加强体育锻炼?

加强体育锻炼,积极治疗各种慢性疾病。如肺气肿、哮喘、支气管炎、肥胖、腹腔内巨大肿瘤等,都可引起腹压增高而导致尿失禁,应积极治疗此类慢性疾病,改善全身营养状况。同时要进行适当的体育锻炼和盆底肌群锻炼。最简便的方法是每天晨醒下床前和晚上就寝平卧后,各做 45~100 次紧缩肛门和上提肛门活动,可以明显改善尿失禁症状。

100. 尿失禁患者运动康复原则有哪些?

运动能增强体质,预防疾病,这就是生命在于运动的真谛。运动可以加速尿失禁患者的康复,对增强抵抗力很有好处,所以尿失禁患者还是要动起来。其运动康复原则如下。

(1)协调统一、形神兼炼 运动要使整个机体全面而协调地锻炼,增强人体各种机能的协调统一性。因为病是以局部表现为特征的全身性疾病,只有身体各系统器官强健,才能使病早日治愈、早日康复。

(2)循序渐进、量力而行　如何掌握合适的运动强度呢?目前多根据运动后的即刻脉搏数来判断,其计算公式如下。

$$170-年龄数＝合适运动心率$$

如一个人年龄为 40 岁,按公式计算其即刻脉搏数为 $170-40＝130$(次/分),那么该年龄的人运动后测得的脉搏数若在 130 次/分左右,则表明其运动量合适。若明显超过,说明运动量过大,若明显低于则说明运动量不足。不足或过量均对疾病康复不利。

尿失禁患者急性发作期间,脉搏加快,此时只宜卧床,不宜运动;病情较重的患者,身体衰弱,稍一运动,脉搏已超过限制数,所以只宜活动不宜运动。一般尿失禁患者,可参加各种运动。

(3)常劳恒炼、贵在坚持　运动康复并非一朝一夕之事,贵在持久不间断。"流水不腐、户枢不蠹"这句话一方面说明了"动则不衰"的道理,另一方面也强调了持久而不间断的重要性。水常流才能不腐,户枢常转才能不被虫蛀。人体也一样,疾病的发生、衰老的到来都是一个渐进的过程,而且肌肉张力的恢复、增强,关节活动范围的增大,心肺功能的改善,代谢失调的恢复,也都是一个渐进的过程,是随着锻炼量的增加而渐见成效的。因此,需要长期地、有系统地进行锻炼。只有持之以恒、坚持不懈地进行适当的运动,才能收到疾病康复的功效。

那种三天打鱼、两天晒网的运动是不能达到锻炼目的的。运动康复不仅是形体的锻炼,也是意志和毅力的锻炼。

(4)有张有弛、劳逸适度　运动康复并非指要持久不停地运动,而要有张有弛、有劳有逸,才能达到康复的目的。紧张有力的运动,要与放松、调息等休息运动相交替;尿失禁患者长时间运动,一定要注意有适当的休息,否则会影响效率,导致精神疲惫,甚至影响病情。广义的运动包括劳动,劳动也应有松有紧、有劳有息。因为有的劳动受条件限制,身体需要保持一定的体位,或局限于某个固定姿势,重复单一的动作,如久坐会使血液循环不畅;久立会使下肢及腰背肌肉长期紧张,需要间隔一段时间改变一下体位,以使机体缓和一下紧张程度,以免造成劳损。

充分的休息和放松,不仅可以恢复体力,而且可以提高劳动效率和运动能力。

(5)顺应时日、莫误良机　合理的生活制度和运动方法对于人体的健康和疾病康复有重要意义。我国古代医学家对这一点早有认识,其中根据每天的时间顺序调理起居的措施,便是这一认识的重要体现。

尿失禁患者的运动一定要量力而为,能动就动,不能动切不可勉强。不过,强调起床活动是对患者有好处的,可以促进各器官功能早日恢复。

101. 如何正确选择适合尿失禁患者的运动方式?

运动能增强体质、疾病康复已被人们广泛认识,但是一定要注意选择合理的方法,才可收到满意的效果。

锻炼的方法多种多样,内容十分丰富,如何选择要根据各人的年龄、体力、经济状况、环境条件等综合考虑,因人而异,不可千篇一律,更不能勉强。

如太极拳、太极剑、五禽戏、八段锦等,这是我国传统的健身术,坚持而行,自会获益。但是做起来比较复杂,要求较严,需要较长时间的学习,才能体会其中的奥秘。除此之外,现代普遍适用的健身法有散步、慢跑、游泳、舞蹈、球类等均可根据自身实际情况选择。原则上尿失禁患者可与健康人一样,参加各项运动,但是有的尿失禁患者不可参加易受伤、竞争性的运动,如篮球、足球、拳击等;也不可参加公众共用设施的运动,如公共游泳池游泳等。

102. 怎么样护理尿失禁患者？

（1）对待尿失禁患者首先要耐心、不厌其烦,用良好的语言和行为激起患者对康复的信心。要指导患者使用便器的方法,调整便利患者活动的环境。

（2）对卧床患者,应设法解除患者的自卑心理,缓解患者的精神紧张;注意对其显露部的遮蔽,便后及时清洗,保持会阴部清洁、干燥,防止感染。

（3）持续进行膀胱功能训练。向患者说明膀胱功能训练的目的,说明训练的方法和所需时间。安排排尿时间,定时使用便器,建立规则的排尿习惯,促进排尿功能的恢复。

（4）保持皮肤清洁干燥,经常清洗会阴部皮肤,勤换衣裤、床单、衬垫等。

103. 尿失禁患者的心理护理要点是什么？

尿失禁给患者带来很大的痛苦和不便,严重影响了患者的生活质量。尤其是老年人行动迟缓,活动能力减弱,患病后自尊心易受到伤害,容易出现对别人不信任、固执,严重者情绪低落、焦虑,产生孤独感。对此,对待尿失禁患者首先要耐心、和蔼、不厌其烦,用良好的语言和行为激起患者对康复的信心。要教导患者使用便器的方法,调整便利患者活动的环境,如便器应放在患者便于取用的地方。帮助穿脱衣裤困难的患者,尽量穿简单易脱的衣裤。慎重导尿,必要时使用无菌间歇导尿,尽可能避免留置导尿。每当患者有小小进步时,应给予患者适当的鼓励。

104. 尿失禁患者的饮食有什么特点?

尿失禁并没有严格的饮食限制,鉴于增加腹压会引起尿失禁,建议保持大便通畅,多食水果蔬菜,少食干硬食物,避免用力排便,保持大便规律。

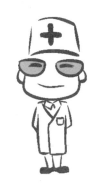

饮食以清淡为宜。多吃水果蔬菜,应少食肥肉、动物油、奶油、带鱼、油炸食品等高脂肪、高胆固醇的食品。要限制糖类饮食,控制食量。巧克力、奶糖、奶油蛋糕等均含糖量高,且含胆固醇,要避免较多食用。饮食中还要少盐。

尿失禁患者应保持摄入液体2 000～2 500毫升/天。

(1)适宜食物 木瓜、莲藕、苦瓜、松子(炒)、芡实、莲子、山楂、石榴、羊肉、猪肉、雀卵、虾、韭菜、红枣、核桃仁、白果等食物。

（2）忌吃食物　田螺、螃蟹、蛏子、地鳖等食物。

（3）限饮料　不宜多饮茶水、汤汁、果汁、咖啡等饮料,尤其是酒。

105. 治疗老年尿失禁的中医用药有哪些?

尿失禁患者中医用药有以下几点。

（1）肺虚者　宜用补中益气汤。

（2）肾与膀胱虚冷者　宜用菟丝子散、固脬丸、家韭子丸等方。

（3）心气不足者　恐惧则遗,宜用归脾丸。

（4）膀胱火邪妄动者　治宜清利,宜用鸡肠散、白薇散、神芎导水丸及四苓散合三黄汤等方。

（5）肝郁热结者　胁腹作胀,尿意急迫,甚则不禁,宜用消遥丸加减。

106. 治疗老年尿失禁的民间偏方有哪些?

常见民间偏方有下面几种。

◎ 方 1　白芷汤

组成:白芷 60 克。

制法:煎成汤。

用法:每天饮用 3 次。

功效:治老年性尿失禁。

注意事项:坚持饮用可治愈此病。

◎ 方 2　蒸猪膀胱

组成:猪膀胱 1 个,洗净。

制法:内装适量大米(一次能吃完为度),白线扎口,蒸熟。
不加食盐和其他任何调料。

用法:吃下。

功效:治老年性尿失禁。

◎ 方 3　狗肉炖黑豆

组成:狗肉 200 克,黑豆 100 克。

制法:加水炖至熟烂。

用法:吃肉喝汤,1 次服。每天 1 剂。

功效:治成年性尿失禁。

◎ 方 4　党参核桃仁汤

组成:党参 18 克,核桃仁 15 克。

制法:加适量水浓煎。

用法:饮汤食核桃仁。

功效:益气固肾,对老年人肾虚致小便失禁有显著疗效。

◎ **方 5　葱姜硫磺糊**

组成:外用一寸长 6 根带须葱白根,15 克硫磺,鲜生姜 2 片。

制法:共捣成糊状。

用法:睡前用绷带敷于肚脐眼上,次晨取下。

功效:治小儿尿失禁。

◎ **方 6　三味茶**

组成:桂圆 15 克,炒酸枣仁 12 克,芡实 10 克。

制法:加适量水煎汁。

用法:代茶饮。

功效:有养血安神、益肾固本精缩尿作用,可治老年人心阴虚损、心肾不交而致失眠、小便失禁。

◎ **方 7　鸡蛋枸杞大枣汤**

组成:新鲜鸡蛋 2 个,枸杞 20 克,大枣 4 枚。

制法:共放入砂锅内加水煎煮。蛋熟后去壳,放回鸡蛋再煮片刻。

用法:吃蛋喝汤。隔天 1 次,连服 3 次即获显效。

功效:适用于年老肾虚之尿失禁。

◎ 方8　鸡肠粉

组成:鸡肠1付。

制法:洗净晒干,炒黄研成粉。

用法:用黄酒送服,每次1钱,每天3次。

功效:治小便失禁(尿急、控制不住)。

注意事项:忌姜、辣。

◎ 方9　山药甲鱼汤

组成:山药15克,枸杞10克,甲鱼1只,生姜、盐、黄酒适量。

制法:甲鱼宰杀清洗干净后与山药、枸杞一同炖煮,熟后加入生姜、盐、黄酒调味即可。

用法:酌量食用。

功效:滋阴补肾,益气健脾。适用于阴虚体弱的尿失禁患者。

◎ 方10　羊肉粳米粥

组成:羊肉50克,豌豆100克,粳米200克,盐、味精、胡椒适量。

制法:羊肉洗净切成小块加豌豆、粳米及适量清水,用大火烧沸后,转用小火炖煮至熟烂,放入盐、味精、胡椒粉调味即可。

用法:酌量食用。

功效:补中益气,预防及治疗中气虚弱的尿失禁。

◎ 方 11　黄芪乌鸡汤

组成:黄芪 50 克,乌鸡 1 只,小葱、姜、酒、盐适量。

制法:上述原料煮熟后加小葱、盐调味即可。

用法:酌量食用。

功效:补脾益肾,适合久病、年老体虚的尿失禁患者。加粳米即为黄芪乌鸡粥,功效相同。实验研究证明,黄芪有雌激素样作用,可以有效防止和减少绝经期妇女因缺乏雌激素而引起的尿失禁。

◎ 方 12　黄芪蜂蜜饮

组成:黄芪 30 克,蜂蜜 10 克。

制法:黄芪用开水冲泡放凉后兑入蜂蜜即可。

用法:酌量食用。

功效:防治年老体弱、充盈性尿失禁及老年妇女尿失禁。

◎ 方 13　灸法治疗

主穴:神阙。

配穴:关元、中极、涌泉。

方法:点燃艾条,在以上诸穴位轮换熏,每个穴位处感到灼热难忍时换穴再灸,一般一次需要半小时。每天 1 次,连续灸一周,如果症状消失,即可停灸。再次复发时,如法再灸一周。如此反复施灸。

功效:补益肾气,提升中气。

注意事项:切忌烫伤。

附录 泌尿系统

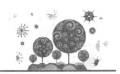

107. 泌尿系统的形态结构有哪些?

泌尿系统由肾、输尿管、膀胱及尿道组成。机体在新陈代谢过程中所产生的废物如尿素、尿酸、多余的无机盐和水分

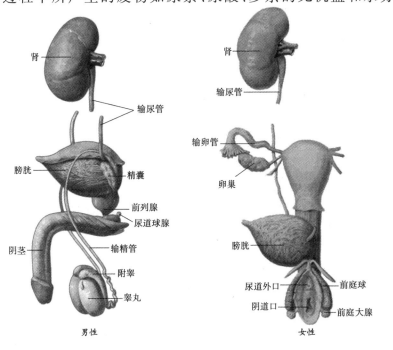

肾

输尿管

膀胱
精囊
前列腺
尿道球腺
阴茎
输精管
附睾
睾丸

男性

肾

输尿管

输卵管
卵巢

膀胱

尿道外口
前庭球
阴道口
前庭大腺

女性

等,经过血液运送到肾,由肾脏形成尿液,经输尿管输送至膀胱暂时贮存,最后经尿道排出体外。肾不仅是排泄器官,它对维持体内电解质平衡也有重要作用。

108. 肾的形态、位置和毗邻及肾的构造、被膜如何?

◎ 肾的形态

肾呈红褐色,质柔软,表面光滑。肾的大小因人而异,肾可分为上、下两端,前、后两面和内、外两缘。外侧缘隆凸;内侧缘中部凹陷,称肾

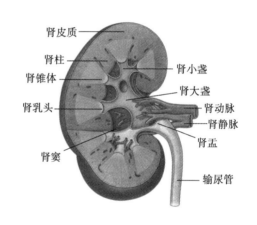

肾皮质
肾柱
肾锥体
肾乳头
肾窦
肾小盏
肾大盏
肾动脉
肾静脉
肾盂
输尿管

门,是肾的血管、淋巴管、神经和肾盂等出入的部位,出入肾门的结构合称肾蒂。肾门向肾内凹陷形成一个较大的腔,称肾窦,内含肾血管、淋巴管、神经、肾盏、肾盂及脂肪组织等。

◎ 肾的位置和毗邻

(1)肾的位置　肾左右各一个,位于腹腔的后上部,脊柱两侧,紧贴腹后壁,前面被腹膜覆盖。右肾因受肝的影响比左肾略低半个椎体。一般女性低于男性,儿童低于成人,新生儿肾

的位置则更低。肾门约平第 1 腰椎平面,距正中线外侧约 5 厘米。临床上常将竖脊肌外侧缘与第 12 肋所构成的夹角处称之肾区,也称肋脊角。肾病患者叩击或触压此区常可引起疼痛。

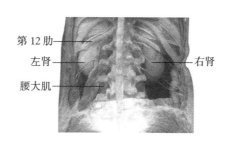

第 12 肋
左肾
腰大肌
右肾

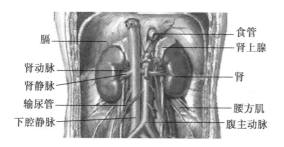

膈
肾动脉
肾静脉
输尿管
下腔静脉
食管
肾上腺
肾
腰方肌
腹主动脉

	上端	下端	第 12 肋
左肾	平第 11 胸椎体下缘	平第 2～3 腰椎间盘之间	斜过后面中部
右肾	平第 12 胸椎体上缘	平第 3 腰椎体上缘	斜过后面上部

(2)毗邻关系　两肾的上方均有肾上腺覆盖。左肾前方上部邻接胃底及脾,中部有胰横过肾门前方,下部有空肠袢及结肠左曲。右肾前方上部相邻肝右叶,下部为结肠右曲,内侧

有十二指肠降部。两肾后面的上 1/3 与膈相邻,下部自内向
外与腰大肌、腰方肌及腹横肌相毗邻。

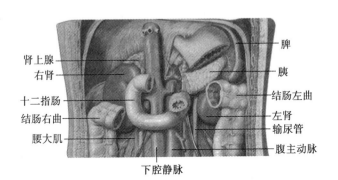

（3）肾的被膜　肾皮质表面由平滑肌纤维和结缔组织构
成的组织膜包被。除组织膜外,通常将肾的被膜分为三层,即
由内向外依次为纤维囊、脂肪囊和肾筋膜。

◎ **肾的构造**

（1）肾的组织结构　人类每个肾约有 100 万个肾单位。
肾单位是尿生成的基本功能单位,它与集合管共同完成尿的
生成过程。肾单位由肾小体和相应的肾小管组成。肾小体由
肾小球和肾小囊组成。肾小球是由许多毛细血管蜷卷成的,
其外面包有一囊状结构,叫肾小囊。肾小囊和肾小管相连,许
多肾小管汇合成集合管,开口于肾乳头。血管球毛细血管壁
很薄,与肾小囊内层壁构成一个膜状屏障,叫血尿屏障或滤过
膜。血液从血管球通过滤过膜滤过进入肾小囊即形成原尿。

肾小管包括近端小管和远端小管,它和集合管一样均有对原尿重吸收的功能,使原尿变为终尿。

(2)肾的剖面结构 在肾的冠状切面上,可见肾实质分为皮质和髓质两部分。肾皮质主要位于肾的浅层,富含血管,呈红褐色,主要由肾单位组成。肾皮质伸入肾髓质的部分称肾柱。肾髓质位于肾皮质的深部,血管较少,色淡红。肾髓质由15～20个呈锥体形的肾椎体构成,肾椎体尖端圆钝,朝向肾窦,称肾乳头,突入肾小盏内,肾乳头上有许多乳头孔,肾生成的尿液经乳头孔流入肾小盏内。肾小盏包绕肾乳头,每肾有7～8个,每2～3个肾小盏汇合成一个肾大盏,每肾有2～3个,最后再汇合成一个呈漏斗状的肾盂。肾盂出肾门后,弯行向下,逐渐变细移行为输尿管。

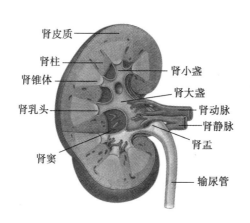

◎ 肾的被膜

肾的表面包有三层被膜,由内向外为纤维囊、脂肪囊和肾筋膜。肾的被膜有固定和保护肾的作用。

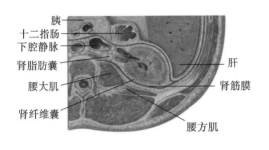

胰
十二指肠
下腔静脉
肾脂肪囊
腰大肌
肾纤维囊
肝
肾筋膜
腰方肌

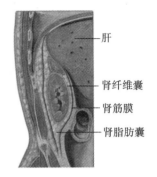

肝
肾纤维囊
肾筋膜
肾脂肪囊

(1)纤维囊　为紧贴肾表面的薄层致密坚韧的结缔组织,内含少量弹性纤维。

(2)脂肪囊　为包在纤维囊外周的囊状脂肪组织层。肾脂肪囊对肾有减轻外力振荡的作用。

(3)肾筋膜　位于脂肪囊外周,分前、后两层包裹肾及肾上腺。

109. 输尿管的形态结构如何?

输尿管为一对细长的肌性管道,位于腹膜后,起于肾盂,终于膀胱,长 25～30 厘米。管壁有较厚的平滑肌,可作节律性蠕动,使尿液不断流入膀胱。

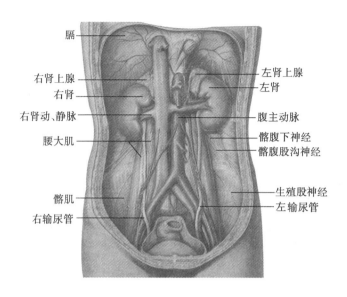

膈

右肾上腺
右肾
右肾动、静脉
腰大肌

髂肌
右输尿管

左肾上腺
左肾
腹主动脉
髂腹下神经
髂腹股沟神经

生殖股神经
左输尿管

◎ 输尿管的行程与分段

输尿管根据其行程全长可分为三部,即腹部、盆部和壁内部。输尿管起自肾盂,沿腰大肌前面下降,至小骨盆上口处,跨过髂总动脉分叉处的前面进入盆腔,斜穿膀胱壁以输尿管口开口于膀胱内面。

◎ 输尿管的生理狭窄

输尿管全长有三处生理性狭窄:①肾盂与输尿管移行处,相当于肾下端高度;②小骨盆入口,跨过髂血管处;③穿过膀胱壁处。尿道结石下降时,易嵌顿在这些狭窄部位,引起输尿管痉挛性收缩而产生剧烈的绞痛。

110. 膀胱的形态结构如何?

膀胱是贮存尿液的囊状肌性器官,其形状、大小、位置及壁的厚度均随尿液的充盈程度而异。一般正常成人膀胱的平均容量为 300～500 毫升,最大容量可达 800 毫升。新生儿膀胱容量约为 50 毫升。老年人由于膀胱肌的紧张力降低,容积增大。女性膀胱容量较男性为小。

◎ 膀胱的形态

膀胱的形状、大小依充盈程度而不同。空虚的膀胱呈三棱椎体形,可分为尖、底、体、颈四部。膀胱尖朝向前上方,膀胱底朝向后下方,膀胱尖与膀胱底之间的部分为膀胱体,膀胱的最下部称膀胱颈,以尿道内口与尿道相连。

◎ 膀胱结构特点

膀胱壁内面被覆黏膜,空虚时黏膜由于肌层的收缩而形成许多皱襞,当膀胱充盈时,皱襞可全部消失。在膀胱底内面,两侧输尿管口与尿道内口之间的三角形区域,称膀胱三角。由于此区缺少黏膜下层,黏膜与肌层紧密相连,无论膀胱处于空虚或充盈状态,黏膜均保持平滑状态。膀胱三角是结核和肿瘤的好发部位。

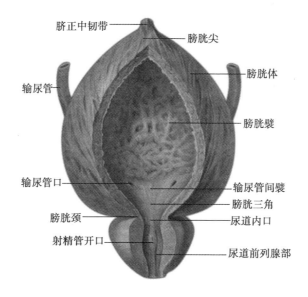

脐正中韧带 —— 膀胱尖
膀胱体
输尿管 ——
膀胱襞
输尿管口 —— 输尿管间襞
膀胱三角
膀胱颈 —— 尿道内口
射精管开口 —— 尿道前列腺部

◎ **膀胱的位置与毗邻**

成人的膀胱位于盆腔的前部。膀胱前方为耻骨联合；后方男性为精囊、输精管壶腹和直肠，女性为子宫和阴道；下方男性邻接前列腺，女性邻接尿生殖膈。

111. 尿道的形态结构如何？

尿道起于膀胱的尿道内口，止于尿道外口，是向体外排出尿液的管道。男、女尿道差异很大，男性尿道还有排精的功能，放在男性生殖系统中叙述。女性尿道长约 5 厘米，起于膀胱的尿道内口，经阴道前方向前下，穿过尿生殖膈，以尿道外口开口于阴道前庭前部。穿过尿生殖膈时,周围有括约肌连同阴道一起包绕,称尿道阴道括约肌(该肌为骨骼肌),可控制排尿。女性尿道与阴道相邻,且尿道短、宽、直,故易引起逆行性泌尿系感染。

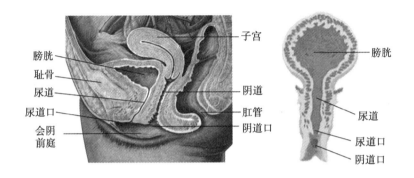

子宫

膀胱

耻骨

尿道

尿道口

会阴前庭

阴道

肛管

阴道口

膀胱

尿道

尿道口

阴道口